RUNNING
A REVOLUÇÃO NA CORRIDA

O livro é a porta que se abre para a realização do homem.

Jair Lot Vieira

DR. NICHOLAS ROMANOV
com KURT BRUNGARDT

RUNNING
A REVOLUÇÃO NA CORRIDA

*Como correr mais rápido, mais longe
e sem lesões para o resto da vida*

TRADUÇÃO
Eloise de Vylder

PREFÁCIO
Marcos Paulo Reis
Técnico da seleção brasileira de triatlo em
Jogos Pan-Americanos, técnico da seleção brasileira
de triatlo em Olimpíadas, diretor técnico
da MPR Assessoria Esportiva

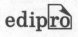

Copyright da tradução e desta edição © 2023 by Edipro Edições Profissionais Ltda.

Copyright desta tradução © 2014 Nicholas Romanov.
Edição publicada conforme acordo com a Penguin Books, uma marca do Penguin Publishing Group, uma divisão da Penguin Random House LLC.

Todos os direitos reservados. Nenhuma parte deste livro poderá ser reproduzida ou transmitida de qualquer forma ou por quaisquer meios, eletrônicos ou mecânicos, incluindo fotocópia, gravação ou qualquer sistema de armazenamento e recuperação de informações, sem permissão por escrito do editor.

Grafia conforme o novo Acordo Ortográfico da Língua Portuguesa.

2ª edição, 2023.

Editores: Jair Lot Vieira e Maíra Lot Vieira Micales
Coordenação Editorial: Fernanda Godoy Tarcinalli
Edição de texto: Marta Almeida de Sá
Produção editorial: Carla Bettelli
Assistente editorial: Thiago Santos
Capa: Studio Mandragora
Preparação: Marlon Magno
Revisão: Lygia Roncel
Editoração eletrônica: Estúdio Design do Livro
Crédito das imagens: capa: Daxiao Productions/Shutterstock; quarta capa: Luis Piñol/Pose Method, Inc.; infográficos e ilustrações: Benjamine Reid/Pose Method, Inc.; fotografias: Luis Piñol/Pose Method, Inc.; desenhos de calçados da p. 46: Andrey Pyanzin/Pose Method, Inc.

Dados Internacionais de Catalogação na Publicação (CIP)
(Câmara Brasileira do Livro, SP, Brasil)

Romanov, Nicholas.
    Running: a revolução na corrida: como correr mais rápido, mais longe e sem lesões para o resto da vida / Nicholas Romanov, com Kurt Brungardt; tradução Eloise de Vylder; prefácio Marcos Paulo Reis. – 2.ed. – São Paulo: Edipro, 2023.

    Título original: The running revolution
    ISBN 978-65-5660-097-0 (impresso)
    ISBN 978-65-5660-098-7 (e-pub)

    1. Corrida – Aspectos fisiológicos 2. Corrida – Lesões – Prevenção 3. Corrida – Treinamento I. Brungardt, Kurt. II. Reis, Marcos Paulo. III. Título.

22-133435   CDD-796.42

Índice para catálogo sistemático:
1. Corrida : Treinamento : Esporte : 796.42

Cibele Maria Dias – Bibliotecária – CRB-8/9427

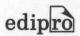

São Paulo: (11) 3107-7050 • Bauru: (14) 3234-4121
www.edipro.com.br • edipro@edipro.com.br
@editoraedipro   @editoraedipro

SUMÁRIO

Prefácio: Correr é natural?, por *Marcos Paulo Reis*   9

Introdução: Como correr como os melhores do mundo   11

PARTE UM
PREPARANDO PARA A POSE

Uma história pessoal de corridas: Minha jornada da Rússia para os Estados Unidos   19

O sistema de percepção: A chave para o aprendizado   28

Seu diário de corrida: Acompanhando seu progresso   33

Escolhendo e usando o tênis certo... ou nenhum tênis: Encontrando o ajuste perfeito   42

Filmando a corrida: Conhecendo a sua passada   47

Prepare-se para se mexer: Aumente sua mobilidade   50

Sua rotina de força: Construindo estabilidade e força   70

PARTE DOIS
DEZ LIÇÕES

Introdução às lições: Dominando a habilidade de correr   79

Lição um: Os pés   83

Lição dois: A pose de corrida   91

Lição três: Queda   97

Lição quatro: A puxada   105

Lição cinco: Integrando os *frames*   109

Lição seis: O tendão de Aquiles   114

Lição sete: *Frame* da pose revisitado   120

Lição oito: *Frame* da queda revisitado   125

Lição nove: *Frame* da puxada revisitado   132

Lição dez: Juntando tudo novamente 137

Graduação: Curta o momento 142

PARTE TRÊS
O CIRCUITO DE CORRIDA

Introdução ao circuito de corrida: Dando o próximo passo 147

Tornando-se seu próprio técnico: Superando desafios 148

O circuito de corrida: Fazendo a transição 161

Correndo em superfícies diferentes: Guia para todos os terrenos 177

Lesões comuns: Prevenção e tratamento 182

PARTE QUATRO
VÁ ATÉ O LIMITE

Macaco grande, macaco pequeno: Como avaliar as necessidades de treinamento do seu corpo 189

Programas de treinamento: Para 5 km, 10 km, meia maratona, maratona 193

Correndo pela vida inteira: Permanecer saudável, divertir-se, registros pessoais 199

Apêndice: Cola 200

Agradecimentos 208

Glossário 210

Índice de exercícios 215

Índice remissivo 216

Para meu filho Severin, com todo o meu amor e a mais sincera apreciação de sua imensa dedicação e seus esforços para tornar este livro possível.

N.R.

Para Tracy Marx (às vezes, Karl; às vezes, Groucho), que é sempre uma parceira disposta a uma revolução.

K.B.

PREFÁCIO

Correr é natural?

Sim e não. Quem nunca falou que para correr basta colocar um pé na frente do outro que atire o primeiro tênis. Sim, correr é natural. Em tempos remotos, há milhares e milhares de anos, o homem tinha de correr em busca de sua caça; correr do perigo, correr para se deslocar de um ponto a outro. Sem tênis, sem técnica, apenas correr, correr... Até que um dia correr virou esporte. Será, então, que bastava colocar um pé na frente do outro? Não. Cada atleta tinha sua biomecânica e seu estilo de corrida, que, aos poucos, passaram a ser observados e analisados. E exercícios e métodos foram desenvolvidos para melhorar a postura, economizar energia durante a atividade, reduzir os riscos de lesão.

Nas décadas de 70 e 80 (do século XX) foram publicados os primeiros trabalhos mais completos que focavam a biomecânica da corrida. O Método Pose surgiu em 1977, na antiga União Soviética, criado pelo treinador olímpico Nicholas Romanov, que o aplicava para melhorar a técnica de seus atletas e levá-los ao máximo da *performance*. Como você vai ter a oportunidade de ver neste livro, o trabalho é baseado em uma análise das posições do corpo ao longo do movimento e das séries de exercícios inteligentes que são propostas para levar o atleta ao que seria o padrão ideal. O ponto-chave é a pisada com o médio pé e o uso da gravidade a seu favor.

No entanto, a postura de um corredor é o resultado de uma complexa combinação de fatores. Influenciar a forma como uma pessoa corre não é algo simples. Leva tempo. Inclusive há quem considere essa uma tarefa ingrata, pelo fato de algumas vezes não resultar em benefícios concretos em desempenho.

Neste livro você terá a oportunidade de repensar sua biomecânica. E a leitura pode servir especialmente para quem sente que o corpo está "acomodado", na zona de conforto, encontrando dificuldade de evolução, ou para quem tem lesões recorrentes.

Com essa proposta, e se as orientações forem seguidas de forma adequada, abre-se aqui uma porta para a evolução da técnica e oferece-se mais qualidade à sua corrida. É importante ressaltar também que os resultados virão desde que você esteja disposto a trabalhar duro e a desenvolver uma percepção neurossensorial – algo de que quase não se fala por aí e que o autor traz à tona neste trabalho. Até porque a ideia não é correr como um robô, engessado. A proposta é fazer você compreender os movimentos de seu corpo e deixá-los fluir, conquistar boa postura, reduzir os riscos de lesão e melhorar seu desempenho.

Você tem o seu padrão de corrida, mas é possível aprimorá-lo. Busque a evolução!

Marcos Paulo Reis

INTRODUÇÃO

Como correr como os melhores do mundo

Eis o recorde mundial de Usain Bolt na corrida de 100 metros em Berlim em 2009: 9,58 segundos. Quarenta e um passos. Tempo no solo – 3,20 segundos. Tempo no ar – 6,38 segundos. Correr é voar.

Se você assistir ao vídeo no YouTube, somando-se aos mais de 13 milhões que já o viram, uma sensação de maravilhamento pode surpreendentemente crescer dentro de você. É como ver qualquer grande desempenho nos esportes ou nas artes; ela o leva além. Ver um ser humano correr tão rápido – mais rápido do que qualquer ser humano no planeta já correu (pelo menos na história moderna) – desencadeia algo profundo no corpo sobre nosso potencial de movimento, sobre nossa capacidade de dominar a relação mente-corpo de uma maneira essencial, apagando os limites percebidos.

Bolt não quer parar quando cruza a linha de chegada. Ele reduz a velocidade, mas continua correndo, e, mesmo enquanto se locomove sem esforço pelo espaço, não dá para tirar os olhos dele. Talvez seja porque seus movimentos são um elo inseparável de beleza e eficiência. Ou talvez você olhe com os olhos de um técnico, esperando que num flash alguma coisa seja revelada, algum segredo – *Ah, agora* entendo como ele faz. Ele abre os braços como se fossem asas, porque estava voando.

Quer ele saiba ou não, Bolt é o garoto-propaganda do Método Pose. Bolt é um gênio atlético, assim como Bach, Mozart e Beethoven eram gênios da música. Ele é o projeto da natureza para a corrida, e analisar sua técnica revela como a natureza nos projetou para correr idealmente. As técnicas que você aprenderá em *Running – A revolução na corrida* foram descobertas com a observação dos melhores corredores do mundo (mais sobre isso no próximo capítulo).

Há outros corredores que servem como exemplo do Método Pose. Quando o medalhista de ouro Michael Johnson eletrizou o mundo com seu desempenho nos 200 e 400 metros nas Olimpíadas de 1996, em Atlanta, analistas de televisão e jornalistas esportivos fizeram inúmeras referências a seus passos curtos, entrecortados, e sua postura ereta ao correr. Estava claro, ao observarmos o vídeo várias vezes, que a técnica de Johnson era totalmente diferente da de seus adversários, cujos passos eram mais largos e cuja inclinação para a frente a partir da cintura era maior. Os comentaristas mencionaram essa diferença, mas nunca pareceram analisá-la.

Do outro lado do espectro da distância, outro campeão olímpico e recordista mundial nas distâncias de 5 km e 10 km, Haile Gebrselassie, contou à revista *Running Times* como sua técnica se desenvolveu. "Quando eu tinha quatorze ou quinze anos", disse ele, "lembro de meu irmão tentando me encorajar ao me dar um par de tênis para correr. Mas eu os joguei fora, porque estava acostumado a correr descalço, e os tênis eram muito pesados." Correr sem sapatos é uma das melhores formas de entrar em contato com o projeto da natureza. O que torna isso interessante é que esses dois corredores, de forma indiscutível o maior velocista e o maior corredor de distâncias, respectivamente, na história do esporte, compartilham uma técnica quase idêntica.

Johnson pisa com a ponta do pé. E essas passadas curtas, rápidas, que cativaram o público das Olimpíadas, indicam o rápido *turnover* (mudança das pernas de apoio), impulsionando-o ao tempo extraordinário de 19,32 segundos na corrida olímpica de 200 metros – muito possivelmente a melhor corrida da história. Porém, se você chegasse para Johnson ou Gebrselassie e dissesse "Vejo que você usa o Método Pose de corrida", eles não fariam a menor ideia do que você estaria falando.

Agora você pode estar se perguntando: o que isso tem a ver comigo? Vai me ajudar a quebrar um recorde mundial? Se você é alguém que corre para manter a saúde em dia, para fazer exercício, e ocasionalmente participa de corridas, a resposta é não. Mas, completando as lições e o programa deste livro, você poderá melhorar sua técnica de corrida, diminuir os riscos de lesão e obter ajuda para estabelecer um recorde pessoal. Se você é um corredor de elite, de classe mundial, então, sim, este livro poderá ajudá-lo a bater um recorde mundial. A técnica é a mesma para todas as velocidades de corrida, de uma corrida de velocidade a um trote lento. Tanto para o corredor de elite como para o recreativo, se o programa for seguido, as promessas são as mesmas:

- ◆ Correr com mais eficiência.
- ◆ Correr mais rapidamente.
- ◆ Capacidade de correr distâncias maiores enquanto mantém a boa forma.
- ◆ Diminuir os riscos de lesão.

COMO O CORPO FOI PROJETADO PARA CORRER

No passado, entre amadores e profissionais, o consenso era que cada um tem sua técnica única de correr, e não há técnica certa ou errada. Lutar contra essa noção é receber um ataque que faria chorar homens crescidos.

Contudo, a declaração-manifesto de *Running – A revolução na corrida* é apenas esta: há uma forma universal e arquetípica para a corrida. A natureza nos dá um projeto – um projeto que, em detrimento dos corredores em toda parte, tem sido em grande parte ignorado. O resultado: cerca de dois terços dos corredores se lesionam a cada ano, número que seria considerado inaceitável em qualquer outra atividade esportiva.

O que é dito na abertura de *Anna Karenina*, "Todas as famílias felizes são parecidas; cada família infeliz é infeliz a seu modo", pode-se dizer também sobre a corrida. Todos os corredores felizes são parecidos (eles aderem a um padrão universal), mas todos os corredores infelizes são infelizes a seu modo (desvios únicos e variados do padrão). Certo, foi um exagero citar Tolstoi, mas você entendeu a questão aqui. O Método Pose no cerne deste livro restaurará seu foco no padrão universal de correr com o qual você nasceu.

Em resumo, este livro, apoiado pelas últimas pesquisas, é uma resposta detalhada e prática para a pergunta: há uma forma universal e correta de correr? Não é uma dissertação sobre se você nasceu ou não para correr. Chris McDougall, em seu best-seller *Nascido para correr*, respondeu a essa pergunta para o público em geral. Este não é um livro sobre sua fisiologia para correr, desenvolver seu sistema cardiovascular, ficar dentro das zonas de batimentos cardíacos ideais, ou programar uma agenda de treinamento baseada em quilômetros e tempos. Também não é um livro sobre sua dieta. Não é ioga para corredores, ou pilates para corredores, ou treinamento de peso para corredores. As prateleiras estão cheias desse tipo de livro.

O que você não vai encontrar nas prateleiras são obras que de fato ensinam *como* correr. Este livro é sobre isso. É sobre a técnica da corrida, a biomecânica ideal, as habilidades e os exercícios para melhorar sua forma de correr. Realmente, isso é tudo. Todo o resto é secundário. Se sua técnica é uma bosta (com o perdão do meu russo), você não está lidando com as questões fundamentais de melhorar velocidade, resistência, eficiência, ou economia de corrida. Não é mais um debate sobre se o ato de correr e a forma como pensamos a corrida estão mudando rapidamente. Estamos agora do outro lado da mudança de paradigma. Essas regras são novas para o nível em que você foi ensinado a correr, com uma passada de calcanhar, ou se lhe disseram que todo mundo tem a própria técnica de corrida. Mais uma vez, o desenho do tênis, com a tendência minimalista (hoje um segmento multibilionário do mercado), tem sido a força propulsora nessa abordagem inovadora da forma de correr. Nos dias atuais, profissionais do esporte estão fazendo variações da pergunta que eu levantei quase quarenta anos atrás: pisar com o calcanhar é o jeito errado de correr? (Sim.) Devo pisar com a parte da frente do pé? (Sim.) Devo correr descalço? (Não necessariamente.)

Este livro o ajudará a andar pelo labirinto, cortando toda a confusão.

CORRER É UMA HABILIDADE

Para considerar algo uma habilidade, você precisa acreditar que existe uma forma certa e uma forma errada de executá-lo, um padrão e um desvio. A forma certa – o padrão – pode ser ensinada e desenvolvida. Como se acreditava que a forma de correr era algo intrínseco e único a cada indivíduo, ela não foi ensinada com detalhes, exceto para atletas de elite. Você pode estar se perguntando como a forma natural de correr – a forma como nascemos para correr – tornou-se uma habilidade que agora precisa ser ensinada. Resumindo, o tênis moderno, com seu calcanhar alto e apoio de controle de movimento, favorece uma técnica ruim: passadas com o calcanhar, atrofia muscular, *feedback* sensorial limitado dos pés etc. Estamos correndo do jeito incorreto há tanto tempo que para nós não é mais natural correr do jeito que a natureza planejava. Precisamos reaprender a correr.

CORRER É UM EVENTO ATLÉTICO

Você é um atleta. Você será tratado como um atleta e deverá se comportar como um atleta-modelo. Portanto, você vai:

- realizar todas as lições do seu planejamento;
- manter o foco e completar todos os elementos de suas lições;
- ser paciente e manter uma atitude positiva quando as coisas ficarem difíceis ou quando você não obtiver resultados imediatos.

Este livro é planejado como uma disciplina de um semestre de duração. É um livro de trabalho construído em torno de dez unidades, cada uma com a duração de uma semana ou mais – o tempo que levar para você internalizar os novos conceitos e ganhar a força para executá-los. Porque aprender a correr é um processo gradual; levará tempo para que os conceitos e as novas formas de se mover se estabeleçam no seu corpo e substituam velhos padrões ineficientes.

A melhor forma de mergulhar nesse novo método é abordar o livro como uma receita complexa: leia-o inteiramente primeiro para entendê-lo de modo geral, então comece com a Lição Um e siga o programa na ordem. A informação contida nessas lições é cumulativa e progressiva. Não se prenda a atingir a perfeição antes de partir para a próxima lição. Durante o programa, você revisará técnicas-chave a fim de garantir que os princípios das lições anteriores estão sendo mantidos.

Se precisar de um rápido lembrete de um alongamento específico ou de exercício de força, consulte o apêndice. Você também pode visitar o site www.posemethod.com (em inglês), no qual encontrará uma rede mundial de clínicas, grupos de corrida e técnicos certificados que utilizam o Método Pose. E, o mais importante, sempre se lembre de que você está no caminho para correr mais rápido, por mais tempo e com mais força. Sua maior recompensa será uma vida de corrida alegre e sem lesões.

PARTE UM
PREPARANDO PARA A POSE

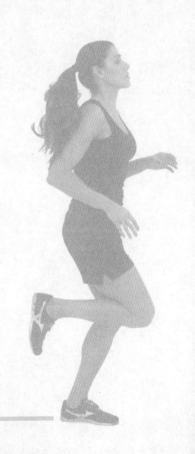

UMA HISTÓRIA PESSOAL DE CORRIDAS

Minha jornada da Rússia para os Estados Unidos

Minha crise começou numa manhã fria e chuvosa de outubro de 1977. Eu estava voltando para casa do centro de treinamento esportivo da minha universidade, localizada a cerca de 600 quilômetros de Moscou, na cidade de Cheboksary, Rússia. A instituição era uma peça fundamental da maravilhosa máquina atlética da União Soviética. Muitos de nossos atletas saíam de lá para conseguir medalhas olímpicas, bater recordes mundiais e liderar poderosas equipes soviéticas.

Meu humor estava em sintonia com o dia triste, abatido e taciturno. Eu era professor de atletismo da Universidade Pedagógica. Para os ouvidos americanos, isso soa esquisito, como se faltasse um nome. Na Rússia, os nomes de todas as instituições estatais refletiam sua função, não sua afiliação ou localização, como Harvard ou a Universidade do Texas. A Universidade Pedagógica era como o Colégio de Professores da Universidade de Colúmbia, exceto pelo fato de que nossa especialização era treinar futuros técnicos, professores de educação física e atletas de elite.

Eu tinha me formado recentemente na universidade, e agora era um técnico de atletismo trabalhando no meu Ph.D. Como jovem cientista e técnico, o futuro parecia brilhante. Mas, naquela manhã, enquanto voltava da minha aula de corrida para a turma de atletismo, eu estava deprimido. Eu me sentia incompetente, mesmo depois de todo o trabalho duro.

Após todas as conquistas escolares, depois de todo o trabalho científico importante feito pela prestigiosa faculdade, e depois de dois anos trabalhando com alunos e fazendo estudos de pós-graduação, percebi que eu estava preso num paradoxo. Por um lado, eu estava equipado com mais fatos e conhecimento do que nunca. Tinha feito a transição de atleta competitivo para técnico e cientista, mas percebera que toda a minha educação e toda a minha experiência não haviam me tornado apto a ensinar meus alunos um exercício aparentemente tão simples como correr.

O problema não era eu ter sido um mau aluno. Pelo contrário, eu me formei entre os melhores da turma. Fora exposto a praticamente tudo sobre corrida que a prática científica e educacional na época acumulara. Mas a coisa que mais queria – um método com base científica para ensinar técnica de corrida – simplesmente não existia na teoria e na prática então vigentes. O que havia eram pontos de vista geralmente contraditórios de técnica de corrida e métodos para ensiná-la.

Uma teoria que prevalecia sustentava que correr fazia parte da natureza dos seres humanos e que não deveria ser ensinado, uma vez que o estilo de corrida de cada indivíduo era determinado, essencialmente no nascimento, por sua estrutura física. Outra sabedoria popular dizia que a técnica apropriada para correr diferia para corrida de velocidade, meia distância e maratonas, portanto requeria diferentes formas de ensinar em cada caso. A maioria dos técnicos qualificados e dos professores concordava em uma coisa: correr é um exercício simples, e os melhores corredores são aqueles que combinam o treinamento mais duro com uma estrutura genética superior.

Seguindo esse raciocínio, eles sentiam que não havia muita necessidade de prestar atenção aos detalhes da técnica de corrida, diferentemente do que ocorre em outros esportes do atletismo, como salto, corrida com obstáculos ou lançamento de disco ou dardo, ou então em outras disciplinas do movimento como balé, caratê ou luta, nas quais a técnica tinha uma importância suprema.

Naquele momento sombrio, percebi que basicamente não sabia o que era a corrida do ponto de vista biomecânico ou psicológico. Consequentemente, eu não poderia ensiná-la aos meus alunos (futuros técnicos e instrutores de educação física) ou meus atletas. Eu me sentia ao mesmo tempo impotente e desafiado.

Durante essa caminhada, decidi pela busca da minha vida: desvendar o mistério da biomecânica da corrida e descobrir as melhores formas de ensiná-la.

Fui trabalhar como um estudante de ciência. Assisti a inúmeras horas de vídeo dos melhores corredores mundiais. Para fazer essa análise, observei filmagens deles correndo, *frame* a *frame*. O que comecei a perceber foram não as diferenças mas uma similaridade notável na técnica. Claro, havia diferenças de estilo, mas os melhores corredores estavam essencialmente fazendo a mesma coisa. A ideia veio a mim num instante. Todo o movimento tem uma posição-chave que o define.

Através da minha investigação, identifiquei três elementos universais pelos quais todos os corredores se movem. Todos eles passavam pelo que eu comecei a chamar de pose no movimento dinâmico de correr. Agora chamo esses elementos de pose de corrida, queda e puxada. Para minha surpresa, comecei a perceber que os corredores comuns, na verdade todo mundo, passavam por esses três elementos. Em corredores menos experientes é mais difícil de ver, mas eles estavam fazendo a mesma coisa que os grandes corredores, só que não tão eficientemente.

Eu ainda não entendia a função desses três elementos-chave, mas sabia que eles estavam presentes em todo tipo de corrida, da corrida matinal à de velocidade e à ultramaratona. Como disse, os grandes corredores executavam esses elementos-chave com grande eficiência. Diria até mesmo com beleza, graça, e sem esforço. Nos corredores não tão bons, as transições entre esses elementos podiam ser bem feias. Eles pareciam pesados e empreendiam um esforço muscular excessivo, com muito movimento desperdiçado e ruído. Correr bem, eu percebi, exigia o domínio do movimento limpo e preciso da pose de corrida para a queda e a puxada, e de volta à pose de corrida.

Algum tempo mais tarde, voltei até os gregos e continuei estudando. Sempre fui atraído pela teoria platônica das formas ideais. Ela me assegurava existir uma forma ideal de correr.

Encontrei inspiração nas primeiras tentativas de Aristóteles na ciência e na física, quase 2 mil anos antes das leis de Newton. Aristóteles disse que o que causa o movimento e o que permanece parado deve ser igual. Para correr, isso significa que você não pode se mover adiante sem uma base de apoio. Esse foi o antecedente para as grandes descobertas de Newton.

Também foi difícil ignorar a arte dos gregos. As pinturas de corredores nos vasos mostravam mais do que voos de extravagância artística. Acredito que eram retratos acurados de como os gregos corriam. Os desenhos ilustram diferentes velocidades de corrida. Também mostram uma similaridade na forma de correr, quer seja numa corrida de velocidade, quer seja numa de longa distância. Os movimentos de corrida dos atletas nesses vasos me convenceram de que os gregos antigos observavam os elementos-chave da técnica ideal para correr. As pinturas mostram que todos os atletas apoiam seu peso na ponta dos pés.

Eu segui em frente até os grandes pensadores do Renascimento e fui direto para Leonardo da Vinci. Assim como com quase tudo o que fazia, ele estava bem à frente do seu tempo no que dizia respeito a entender o movimento humano. Seus estudos, feitos para ajudar seus estudantes a representar acuradamente o movimento na tela, levaram-no a proclamar que os seres humanos sempre projetam seu peso na direção do lugar para onde estão se movendo – quanto mais rápido um ser humano corre, mais ele se inclina nessa direção, colocando mais peso na frente do seu eixo de equilíbrio do que atrás.

Considerando os outros feitos de Leonardo e seu lugar na civilização ocidental, você pensaria que isso teria sido o tema da conversa. Sua observação preconiza aquilo que eu afirmo ser um elemento-chave da corrida – a fase de queda. Correr é aproveitar os efeitos diluídos da gravidade, caindo para a frente.

Do Renascimento, passei para o Iluminismo e sir Isaac Newton. Foi a Lei Universal da Gravitação de Newton e suas Leis do Movimento que por fim revelaram a força inegável que molda todo movimento – inclusive o movimento humano. Isso focou meu trabalho nos efeitos da gravidade como uma força motriz da corrida. Muitos anos mais tarde, meu colega doutor Graham Fletcher trouxe à minha atenção o trabalho de um montanhista e fisiologista escocês, Thomas Graham Brown (1882-1965). Aplicando as ideias de Newton ao estudo da atividade humana, Brown teorizou que, quando um corpo corre pelo chão, o centro de gravidade pode cair para a frente e para baixo sob a influência da gravidade – o ímpeto que o corpo do corredor atinge com a gravidade é o que move seu corpo adiante.

Quero fazer uma observação importante, com frequência mal compreendida, sobre o Método Pose e o meu trabalho. Minha descoberta da pose de corrida, do ângulo de queda e da ação da puxada na corrida não é uma opinião; trata-se de descrições muito observacionais e conceituais da forma ideal de correr que agora fazem parte da comunidade científica. Com essas descobertas, fui capaz de descrever como o corpo é projetado para correr. Os três elementos-chave do efeito da gravidade na forma como corremos são os temas do meu trabalho como cientista.

Não inventei uma nova forma de correr; o Método Pose simplesmente descreve como o corpo foi projetado para correr. Estou apenas nomeando e ensinando o que é um processo natural, mas um processo que foi deturpado por calçados prejudiciais e má orientação. Contudo, se você já ouviu dicas aleatórias para correr, do tipo "não dê passos muito largos", ou "reduza sua passada", ou "incline-se na corrida", há uma boa chance de que essas dicas foram influenciadas pelo Método Pose e minha pesquisa.

Também não posso alegar que um corredor de classe mundial se move em alinhamento perfeito com o projeto da natureza. Os melhores estão perto desse padrão, que é ideal, como as formas de Platão. Alguns grandes corredores, por conta de "dons genéticos", têm muitos desvios e ainda assim vencem. Técnica, exercícios e os métodos de treinamento de força mais eficientes para correr os deixariam mais perto do padrão e os fariam correr ainda melhor.

Por fim, a perfeição do Método Pose não transforma os corredores em clones de máquina Pose uns dos outros. Mesmo os maiores mestres da forma da corrida mantêm seus floreios estilísticos únicos, ideais para seu tipo de corpo individual e psicologia, assim como carros têm diferentes estilos e formas, mas uma infraestrutura similar. Algumas formas de carros são construídas para a velocidade, como uma Ferrari, outras para a potência. O domínio do Método Pose não transformará Haile Gebrselassie em Usain Bolt.

Então, de volta à minha juventude, perto de 1977. Eu era um jovem técnico badalado de uma das principais universidades russas para o esporte. Os anos 1970 foram uma era dourada para a ciência do esporte na Rússia, e eu queria deixar a minha marca. Tive minha grande revelação, conhecia os elementos da corrida; agora precisava enfrentar uma questão básica enquanto encarava meus alunos: qual é a melhor forma de ensinar as pessoas a correr?

Minha revelação veio através da observação de como os atletas treinavam – praticantes de artes marciais, lutadores e bailarinos. O balé era particularmente fácil de estudar morando na Rússia, onde a arte e a tradição eram desenvolvidas à perfeição. Eu tinha amigos bailarinos, e também pude assistir tanto às suas sessões de prática quanto aos seus espetáculos. Minhas observações de algumas das maiores bailarinas do mundo me deixaram com uma pergunta premente: por que o movimento no balé e mesmo no caratê e na luta é tão perfeito? Será que podia ser dividido em um número de repetições de exercícios simples? A resposta veio num flash de percepção. A simplicidade por si só é a chave.

Percebi que o treinamento no balé, nas artes marciais e na luta é feito como uma série de poses precisas. Por meio dessas poses e exercícios, a perfeição do movimento é atingida e integrada num fluxo. Tudo se encaixou para mim imediatamente, como peças de um quebra-cabeça.

Então enfrentei uma questão fundamental: quais são a pose precisa e os exercícios que se aplicam à corrida? A resposta lógica eram as posições universais e ações que todos os corredores fazem – os três elementos que eu tinha isolado e nomeado depois de assistir aos vídeos de corrida: *a pose de corrida*, a *queda* e a *puxada* do pé de apoio do chão.

Mas mesmo enquanto eu desenvolvia uma compreensão mais profunda desses elementos, minhas conclusões, embora apoiadas pela ciência, não eram aceitas na comunidade dos corredores porque eram contra o paradigma tradicional. Técnicos, cientistas esportivos e corredores seguiam um modelo criado na Inglaterra nos anos 1960 por Geoffrey Dyson em *Mecânica do atletismo*. Dyson definia suporte, movimento e recuperação como as três fases da corrida. Por décadas no mundo da corrida, o Método Pose não foi universalmente aceito.

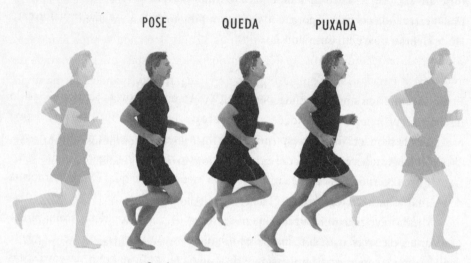

Os três elementos fundamentais da corrida

Cheguei ao Método Pose por causa de lesões (um problema no menisco e nos ligamentos cruzados, e problemas nas veias). Depois de três anos correndo apoiada no calcanhar, todas as minhas lesões de corrida ficaram piores. Eu não conseguia me mover sem dor, e não pude competir numa corrida por seis meses. Mudar para a nova técnica foi muito complicado psicologicamente para mim, mas a dor nas pernas começou a se dissipar e desapareceu por completo após dois meses. Eu corri a Maratona de Moscou em 2013 e consegui um RP (recorde pessoal) – 3h12 (o do ano anterior tinha sido 3h15). Dois meses mais tarde, corri a Maratona de Atenas. Não esperava nada daquele trajeto difícil e íngreme. Fiquei em décimo lugar com um novo recorde pessoal de 3h08. Além de tudo isso, no dia seguinte, não tive dores musculares nem inchaço.

– Yana Hmeleva, planejadora de casamentos; experiência de corrida – quatro anos.

Minha filosofia enfatizou a ponta do pé, e minha crítica ao tênis moderno foi considerada radical e totalmente fora do padrão. Então tudo mudou.

Vamos avançar um pouco no tempo para ter um pouco de perspectiva e olhar para o estado atual da corrida. Agora, a ideia de um projeto da natureza para correr – o que o Método Pose tem ensinado nos últimos 35 anos – tornou-se uma tendência. Com a proliferação de livros, matérias em jornais e revistas, uma enxurrada de novas regras para correr levou a um ponto de virada, transformando a forma como pensamos a corrida e os tênis que escolhemos. Alguns exemplos de escolha:

- O best-seller *Nascido para correr*, e as histórias sobre os índios tarahumaras no México, que correm dezenas de quilômetros com sandálias simples para caçar cervos.
- O trabalho do doutor Dan Lieberman, biólogo evolucionista e professor de antropologia em Harvard, cuja pesquisa ilustra como o arco do pé humano se desenvolveu para fornecer tanto apoio como propulsão, tornando-nos aptos a correr praticamente descalços ou de fato descalços.
- Os lendários corredores quenianos, que desenvolvem músculos mais fortes nos pés e nos tornozelos e um modo de andar mais eficiente por correr descalços quando crianças, em comparação com corredores que crescem usando sapatos.
- Especialistas e técnicos importantes defendendo que os tênis almofadados com um calcanhar embutido tornam nossos pés preguiçosos e nossa mecânica de corrida ruim, levando a lesões.
- O lendário técnico de corrida Vin Lananna, que usava a corrida com os pés descalços para treinar seus atletas, e suas equipes venceram múltiplos campeonatos nacionais em Stanford e na Universidade do Oregon.
- As histórias anedóticas sobre corredores de longa data que sofriam com lesões, então mudaram para tênis mínimos e para a pisada na ponta do pé e foram curados.

Essas histórias não só mudaram a forma como pensamos a corrida; elas inspiraram pessoas a mudar a forma como correm, transformando o mercado. As mesmas companhias que fabricavam tênis de corrida com calcanhar alto e promoviam a mecânica de corrida da pisada com o calcanhar primeiro estão agora criando tênis no estilo *barefoot* [os chamados tênis minimalistas], que são quase o oposto em desenho e função dos tênis fabricados e vendidos durante os últimos quarenta anos. De acordo com o *New York Times*, os tênis no estilo *barefoot* são hoje um negócio de 1,7 bilhão de dólares. Na medida em que as evidências continuam crescendo para novas regras de corrida, Nike, Adidas, New Balance e a novata Vibram já estão se movimentando para sair na frente e administrar sua transição com sucesso.

Fui apresentada ao método do doutor Romanov depois de voltar de um hiato de dez anos de corrida séria. Antes desse intervalo, eu ficava incapacitada continuamente, com uma longa lista de dores e lesões do corredor comum que iam dos meus pés até meus quadris. Meu "retorno" estava demorando devido aos mesmos problemas de lesão. O método do doutor Romanov mudou a mecânica da minha corrida para melhor, por meio de exercícios constantes e prática. Dentro de seis meses, consegui incorporar essas mudanças facilmente – tais como pisar com a ponta do pé em vez de com o calcanhar e puxar em vez de empurrar na minha forma natural de correr. Nos últimos cinco anos, eu estive livre de lesões e sou capaz de manter o treinamento necessário para me deixar entre os principais competidores da divisão de masters do Texas.

– Jennifer Fisher

Tudo isso é para dizer: para mim, as coisas voltaram ao ponto de partida. Os tênis no estilo *barefoot* (minimalistas), os corredores descalços, as últimas descobertas antropológicas – são acréscimos que tornam o Método Pose que eu venho ensinando há décadas infinitamente mais fácil de compartilhar com você.

Uma das minhas primeiras histórias de sucesso nos Estados Unidos aconteceu em 1997. Eu treinei Jürgen Zäck, cinco vezes campeão do Ironman Europa. Jürgen explicou: "Eu trabalhei com o doutor Nicholas Romanov na forma da minha corrida. Depois da sessão, dobrava os joelhos um pouco. Parece um passo mais curto, mas não é. A troca de pernas é mais rápida, e meu pé fica menos tempo no chão. Seu novo estilo de corrida coloca menos estresse nos meus quadris e costas". Jürgen melhorou seu tempo nos 42 quilômetros do Ironman naquela temporada de 3h03 para 2h45.

***

É claro, você não pode simplesmente virar um nativo. A cultura moderna – uma vida inteira presa em sapatos e sem andar em terrenos diferentes – fez com que os pés perdessem parte de sua força e funcionalidade naturais. Então seus pés – e sua forma – são um trabalho em progresso. Durante as próximas semanas, você estará aprendendo e praticando as habilidades básicas que precisa para revolucionar sua forma, aumentando seus poderes de percepção, força e equilíbrio.

Mesmo ao pisar no chão para correr, por assim dizer, você não registrará muita quilometragem. Se você vem correndo 5 quilômetros por dia com tênis que controlam o movimento, você pode não se sentir inclinado a reduzir a distância para 100 metros por dia em tênis minimalistas. Tudo bem. Depois de completar a lição do dia, sinta-se à vontade para colocar seus tênis antigos e correr o resto da sua quilometragem – aproximadamente 5 quilômetros, digamos, se a lição do dia pediu exercícios de 500 metros.

Uma vez que uma das principais habilidades que você estará aprendendo é a percepção do peso do corpo, você pode praticar essa habilidade não só correndo, mas também andando, parado numa fila, ou até mesmo sentado. Essa habilidade, você aprenderá, gira em torno de uma pergunta simples: onde, nos meus pés, eu sinto o peso do meu corpo? Se você é novo na corrida, melhor ainda. Siga as lições em ordem, e até o fim deste livro você estará correndo como os melhores do mundo.

> Depois de uma frustrante Maratona de Paris, quando uma lesão limitou minha corrida, eu fui a um curso com o doutor Romanov. Dominar as habilidades necessárias para a técnica de corrida apropriada provou ser uma empreitada que consumiu muito mais tempo do que um curso de fim de semana. Contudo, eu perseverei. Antes de trabalhar com o doutor Romanov, meu tempo de maratona era 4h04, depois de meses de treino de longa distância. Depois de treinar com o doutor Romanov, meu tempo de maratona foi de 3h29, depois de apenas sete semanas de treinamento. Para mim, um dos maiores benefícios de aprender o método é que sei que serei capaz de desfrutar de uma vida correndo, enquanto a maioria dos outros corredores vai parar depois de uma série de lesões à medida que envelhecerem.
>
> – Christine Chen

O SISTEMA DE PERCEPÇÃO

A chave para o aprendizado

Nos próximos capítulos, você estabelecerá a base para sua nova técnica de corrida – refinando seus poderes de percepção, registrando suas observações num diário, adquirindo tênis apropriados, aprendendo a filmar a si mesmo correndo e desenvolvendo rotinas de aquecimento e fortalecimento. Esses primeiros exercícios, embora fáceis para o sistema cardiovascular, são tão cruciais para dominar os padrões de movimento otimizados do Método Pose como os exercícios de corrida da Parte Dois. Cada capítulo – mesmo na Parte Um – é planejado para ser abordado como uma sessão de treinamento a ser revisitada sempre até que os conceitos estejam totalmente dominados. Se você planeja manter sua quilometragem de corrida enquanto trabalha nestes primeiros capítulos, certifique-se de que completará sua sessão de treinamento *antes* de correr, não depois.

O elemento mais importante em sua nova forma de corrida é também o mais abstrato: percepção. Em resumo, percepção é sua capacidade de se adaptar e aprender. É um sistema de *input-output*. Você recebe informação sensorial, que o seu cérebro então analisa para tomar decisão. No que diz respeito à corrida, a percepção é o que permite que você sintonize as menores nuances de sua técnica. Estar mais em contato com seu limite absoluto – o ponto em que algo se torna perceptível aos seus sentidos – é essencial para melhorar sua forma.

Muitos corredores alegam que pisam na ponta dos pés, mas, quando são filmados correndo, fica claro que pisam com o calcanhar. Sua percepção não evoluiu o suficiente para saber a diferença entre essas duas pisadas e fazer ajustes. Para melhorar como corredor, você tem de perceber essa diferença antes de fazer o ajuste da técnica de forma consistente.

Para entender o sistema de percepção, é preciso saber como distinguir entre os dados dos sentidos, a consciência e a sensação. Ao mesmo tempo, deve-se entender como esses blocos fundadores da percepção estão relacionados e funcionam juntos.

POSIÇÃO DE ELASTICIDADE

A melhor forma de explorar essas nuances de percepção é entrar na posição básica para todos os movimentos esportivos: a posição de elasticidade. Sua posição de elasticidade é muito mais do que simplesmente ficar em pé. É sua base para a ação, tanto mental como fisicamente.

1. Tire os sapatos.

2. Transfira o peso do corpo para a frente dos pés.

3. Dobre os joelhos de forma que fiquem acima dos seus dedões.

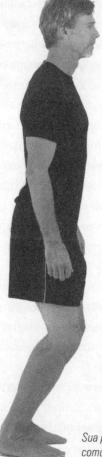

4. Incline a parte de cima do corpo um pouco para a frente de forma que seus ombros fiquem alinhados com os quadris e os quadris sobre a parte da frente dos pés. Você pode desenhar uma linha reta da frente dos pés passando pelos quadris e os ombros até as orelhas.

5. Dobre seus cotovelos, posicionando os braços acima da cintura, mas abaixo dos ombros.

6. Acione os músculos do centro do corpo, dos glúteos até os ombros, encolhendo a barriga e aproximando as escápulas. (Esse é sua pose de centro, que será explorada com mais profundidade posteriormente.)

7. Certifique-se de que seu queixo está alinhado e olhe diretamente para a frente.

8. Mentalmente, dê ao seu corpo a informação para estar pronto para se movimentar, como se você estivesse esperando o tiro de largada numa corrida.

Sua postura atlética básica. Vista a partir de um ângulo aberto, essa postura comunica que você está preparado para se mover em qualquer direção.

Compare sua posição de elasticidade com sua postura cotidiana normal. Sente-se mais alerta? Mais focado? Mais preparado para se movimentar? Excelente. Você está na posição ideal para explorar seus poderes de percepção.

DADOS DOS SENTIDOS

Esse aspecto da percepção inclui toda a informação que seus sentidos (visão, audição, tato, paladar, olfato) são capazes de capturar. Mantendo a posição de elasticidade, feche os olhos e observe o gosto em sua boca, a sensação das roupas tocando a pele e o vento ou a inexistência dele. Mantendo o peso na parte da frente do pé, note como você sente o contato com o chão na sua pele. Abra os olhos e examine o que pode ver diretamente à sua frente. Quais cheiros você sente?

Considere como o seu "sexto sentido", sua propriocepção, pode estar funcionando agora mesmo. Enquanto seus outros sentidos coletam informações de fontes fora do seu corpo, sua propriocepção coleta dados de uma variedade de fontes internas – neurônios sensoriais localizados no ouvido interno que sinalizam movimento e orientação do corpo, receptores nos músculos, ligamentos e tendões que sustentam o movimento e a estabilidade. Seu cérebro está inconscientemente recebendo informações constantes sobre seus movimentos, seu equilíbrio e a posição do seu corpo no espaço. Para testar sua propriocepção, incline-se para a frente o máximo que puder sem ter de colocar o pé para a frente a fim de se apoiar. Se perder o equilíbrio, retome a postura de elasticidade e tente de novo até internalizar os limites do seu limiar de equilíbrio. Grandes atletas estão em contato com a propriocepção assim como um chef está em contato com o aroma e o sabor. Quanto mais você cultiva sua consciência dela, mais afinado estará com o que acontece com seu corpo durante o processo de correr.

ATENÇÃO

É simplesmente sua capacidade de registrar conscientemente o que os seus sentidos percebem. Ao observar seus sentidos um momento atrás, você utilizou o aspecto da atenção da sua percepção. Para levá-lo um passo adiante, feche os olhos novamente e ouça. Você consegue localizar as fontes dos sons que ouve em relação ao seu corpo? Ao fazer isso, você está pegando os dados dos sentidos e usando-os para tirar conclusões sobre seu meio.

Nem todos os dados dos sentidos atingem um nível consciente. A quantidade de informação é densa demais. Ao chutar uma bola para alguém num jogo de futebol, você não pensa *Vou mover meu pé direito para trás 15 centímetros e então movê-lo para a frente a 1 centímetro do chão para fazer contato, então continuar por 25 centímetros.* Os dados dos seus sentidos estão sendo calculados para agir fora da sua mente pensante. Por outro lado, a maioria de nós não está capturando todas as informações sensórias úteis disponíveis à nossa mente consciente, e, como qualquer habilidade consciente, quanto mais se pratica a atenção consciente, mais informação estará disponível. À medida que passar pelas lições, você concentrará sua atenção nos elementos-chave da corrida.

SENSAÇÃO

As sensações giram em torno de prazer e dor – uma resposta importante no treinamento. Perceber suas sensações é o que o ajuda a distinguir entre uma dor boa e uma dor ruim. A dor boa pode significar apenas que você está fazendo um ótimo treino e tendo o efeito desejado (fadiga cardiovascular ou muscular, por exemplo). A dor ruim é a dor aguda da lesão, o que significa que você deve parar de treinar e procurar tratamento.

Voltando à posição de elasticidade, observe suas sensações. Você tem dor em algum lugar? Essa posição é mais ou menos confortável do que sua postura cotidiana? Você é capaz de distinguir entre o desconforto do esforço – ativando seu abdômen, nesse caso – e o tipo de dor que precisa ser remediada?

JUNTANDO TUDO

A percepção dá sentido aos dados, à atenção e às sensações, por completo. É o processo que toma informação dos sentidos, tanto consciente como inconsciente, de volta ao cérebro, no qual os dados brutos dos sentidos são reunidos, analisados, correlacionados e avaliados antes de o corpo agir. Assim como um músculo, a percepção precisa ser treinada e desenvolvida.

Grandes atletas são gênios da percepção corporal. São profundamente conscientes de onde seu corpo está no espaço e de como fazer ajustes para levar o corpo de onde estão para onde querem ir. Corredores excelentes têm uma percepção acentuada de como seu corpo se move pelas fases da corrida e de como integrar o uso de seus músculos na sequência adequada no momento adequado. Seu corpo é seu instrumento.

Não há atalho nesse processo. É possível ler a respeito em um livro ou ter sua técnica explicada por técnicos, mas no fim você tem de sentir as mudanças sutis em seu corpo e fazer os ajustes. Isso significa que é preciso estar realmente sintonizado com o processo da corrida, não alienado.

Nos esportes e exercícios físicos, a aquisição de habilidade está ligada ao desenvolvimento de padrões biomecânicos, que dizem respeito a aprender novas formas de usar seu corpo. Seu progresso será apenas tão bom quanto a sua percepção, sua capacidade de diferenciar um movimento do outro. Construir sua percepção de corredor será uma parte de cada lição.

Enquanto isso, se você está mantendo uma quilometragem regular em seus tênis velhos, há um ajuste fundamental a ser feito agora mesmo: deixe o seu iPod em casa! Sintonize-se com o som da sua corrida – o som dos seus pés fazendo contato com o chão e a frequência do contato. Você pode pensar que a distância e o tempo passados correndo são principalmente desafios físicos, mas o fato é que os corredores se cansam de forma mental, psicológica ou espiritual antes de atingir um verdadeiro estado de exaustão física. O corpo pode superar a distância, mas a mente não consegue se concentrar e manter a técnica apropriada. Muitos de nós gostam de usar a corrida como um momento para escapar da vida cotidiana, pensar sobre os problemas, distanciar-se de tudo. Em outras palavras, quando corremos, usamos nossa energia mental para lidar com outros assuntos que não a corrida. Embora possa ser de certa forma terapêutico, isso não o tornará um corredor melhor. Se o seu objetivo é verdadeiramente se tornar um corredor melhor, você deve reservar outros momentos para pensar sobre a vida, para que possa abordar suas corridas com um espírito focado e renovado – sem usar dispositivos que permitem que sua mente se desligue.

SEU DIÁRIO DE CORRIDA

Acompanhando seu progresso

Se você não faz um diário de corrida, é hora de começar a fazer. Se você vem registrando seus quilômetros, agora é hora de mudar o foco da medida quantitativa para a avaliação qualitativa da técnica.

É claro, todo mundo tem o próprio tipo de personalidade no diário – esse é o ponto de ter um diário –, então, se vai registrar suas corridas num Moleskine, num caderno pautado, numa série de e-mails ou num blog, a decisão é totalmente sua. Qualquer que seja o meio escolhido, o propósito de seu diário de corrida é separar um tempo para concentrar conscientemente sua atenção em sua técnica de corrida e nos desafios e revelações de aprender uma nova habilidade.

A CONEXÃO CORPO-MENTE

Como foi discutido no capítulo anterior, sobre percepção, sua mente deve ser treinada tão rigorosamente quanto suas pernas. Sem um sinal da mente, o primeiro passo na sua corrida não acontecerá. Embora seja possível correr num nível satisfatório treinando seu corpo e ignorando sua mente, você só atingirá seu nível máximo de desempenho treinando a mente e o corpo juntos. Dentro do contexto do envolvimento da mente na corrida, podemos falar em três níveis:

- O mental (foco e percepção durante a prática da corrida)
- O psicológico (comportamento na vida e atitudes que o levam a correr)
- O espiritual (as conexões profundas entre mente e corpo que se desenvolvem através da corrida)

Quando esses três aspectos estão verdadeiramente envolvidos, você tem seu desempenho máximo. É mais fácil falar do que fazer, certo?

Desafios à concentração, disciplina mental e controle consciente não são apenas problemas dos corredores, são elementos fundamentais da condição humana. No fundo da psique, o consciente e o subconsciente frequentemente estão em desacordo, engajados numa espécie de perpétuo sistema de verificações e avaliações. Isso acontece porque os seres humanos ainda são animais com mecanismos de sobrevivência profundamente arraigados. Seu corpo tem estratégias inatas para evitar o perigo e se proteger.

Por exemplo, numa corrida longa e difícil, a fadiga fisiológica, psicológica e mental associada com o esforço máximo envia um sinal de perigo ao corpo. O que começou como um esforço desejado e deliberado é interpretado como algo que ameaça a vida, algo que deve ser interrompido. Sua primeira resposta não será uma sensação consciente de medo, mas sim sensações fisiológicas. Nesse ponto, na verdade, sua mente consciente ainda está lhe dando sinais para continuar a todo vapor adiante, mas sua mente subconsciente, com a intenção de preservar a vida, começa a enviar ao corpo um conjunto oposto de instruções – rigidez muscular e dor, coração acelerado, dificuldade de respirar, que parecem sugerir a morte. A mensagem da mente subconsciente para o corpo é clara: pare.

Na verdade, a situação enfrentada pelo seu corpo e colorida pela mente subconsciente não ameaça a vida. Sua mente subconsciente está buscando preservá-lo. Mas essa mensagem involuntária para parar deixa uma impressão na mente consciente e, com o tempo, se torna uma limitação consciente. É por isso que você sempre se sente da mesma forma na marca dos 10 quilômetros – ou qualquer que seja a limitação que se imprimiu –, mantendo-a no mesmo nível ano após ano. A incapacidade de melhorar raramente é uma falha física; é quase sempre uma dificuldade mental. Então você cria um motivo:

- Eu simplesmente não sou rápido.
- Não sou um corredor de resistência de elite.
- Platôs acontecem por um motivo. Eles representam meu verdadeiro limite.

Em cada nível, do celular para cima, há uma inter-relação entre a mente consciente e a subconsciente. Cada uma tem seus objetivos e suas necessidades. E, como elas buscam satisfazer seus objetivos através do mesmo organismo, as relações entre o consciente e o subconsciente nem sempre são amigáveis. Para você melhorar como corredor, uma trégua deve ser declarada. Para que uma trégua seja declarada, a mente consciente precisa compreender o que está acontecendo com a mente subconsciente. Seu diário de corrida é a ponte e a chave para a paz mental e o desempenho máximo.

SEU PERFIL PESSOAL

Se você tem feito um diário de corrida, vire na próxima página em branco. Se a lombada do seu novo caderno em branco nunca foi dobrada, abra-o agora e vire na primeira página (ou abra um documento em branco se você estiver trabalhando no computador). Sob a data de hoje, escreva ou digite em letras maiúsculas: MINHA VIDA DE CORREDOR – ou quaisquer outras palavras com as quais você se sinta confortável e sirvam como título da sua biografia de corredor.

O objetivo dessa seção do seu diário de corrida é fazer você pensar conscientemente sobre sua história com a corrida e seu tipo de personalidade de corredor. Aborde essa seção da forma como abordaria a entrevista do perfil de um paciente com seu novo médico. Registre suas melhores e piores experiências com o esporte – seus recordes pessoais, sua quilometragem máxima, suas lesões e dificuldades, o modelo de tênis que você adorava e que parou de ser fabricado cinco anos atrás, o tênis que usa agora. Se você for novato, escreva sobre isso. Se não correu nenhum quilômetro desde aquela corrida de 4h30 que estourou seu joelho no colegial, eis o lugar para anotar isso. Se estiver confortável escrevendo sobre seus medos e desejos relacionados à corrida, tome um momento para registrar os altos e baixos dessas sensações na sua vida de corredor até agora. Se a perspectiva de escrever sobre suas emoções o deixa nauseado, não se force aqui – o ponto de fazer o diário é criar um meio onde você se sinta confortável tirando conclusões sobre sua mente subconsciente e apresentar objetivos para colocá-la na direção que precisa tomar. Para ter ideias, dê uma olhada na amostra de um estudante do Método Pose.

MEU PERFIL PESSOAL: KURT BRUNGARDT

Embora tenha passado muito tempo sozinho com o doutor Romanov, tive de enfrentar minhas próprias dificuldades ao aprender o Método Pose. Eu me definiria como um corredor de vida inteira. Comecei a correr quando estava no sexto ano. Fiz atletismo no primário e corri cross-country durante um ano no ensino médio, mas foi apenas para entrar em forma para lutar. Quase todos os lutadores são corredores a vida inteira.

Corri algumas vezes os 10 quilômetros ao longo dos anos, mas não treinei de verdade para eles. Apenas aumentei minha quilometragem de treinamento por algumas semanas. Correr é algo que sempre gostei de fazer. Nunca tive o mesmo prazer andando de bicicleta ou nadando. Gosto da intensa conexão entre meu corpo e a terra. Quando corro, ou na verdade troto, tudo fica mais intenso, aumenta um nível.

Sempre tive um par de tênis de corrida, mas normalmente comprava o par em liquidação. E, como um bom garoto, fiz a única coisa que me disseram sobre correr: pisar primeiro com o calcanhar e depois com os dedos. Correr se tornou uma peça-chave do que eu chamo de exercício cardiovascular.

Também sempre fui um corredor solitário. Correr era uma forma de escapar, não de ser sociável ou de ter um grupo. Durante os últimos vinte anos, o exercício normal para mim é uma corrida de 30 minutos. Talvez uma corrida de velocidade no final, para trabalhar o máximo da minha energia, porque correr rápido é divertido. A sensação é boa também, limpa as artérias; é como abrir um carro na estrada para tirar as teias de aranha.

Nunca tive uma lesão de corrida. Não acho que isso se deve a uma ótima técnica. É porque levanto peso, pulo corda, e nunca forço demais minha quilometragem.

O que me atraiu à Técnica Pose foi algo simples – já que eu amo correr, queria ser o melhor corredor que posso ser.

Se tenho uma ideia mais importante sobre por que desejo fazer a transição para a forma natural de correr é esta: pisar com o calcanhar é ruim. Pisar com a frente do pé é bom. Meu objetivo é passar da pisada com o calcanhar para a pisada com a frente do pé. Brinquei com essa ideia depois de ler livros como *Nascido para correr*, mas não consegui fazer a mudança. Quando procurei livros que poderiam me ajudar, nada parecia ser tão detalhado sobre como correr. Sempre foi mais sobre como treinar, não sobre como correr. Então conheci o doutor Romanov. Agora estou pronto para essa busca, e disposto a ir devagar e ser paciente.

OBJETIVOS

Se você vem correndo repetições de 400 metros em 75 segundos, não pode simplesmente decidir corrê-las em 60 segundos. A mente subconsciente vai entrar em pânico e frear bruscamente essa ambição. Contudo, ao longo de doze a dezesseis semanas, você pode baixar seu tempo um pouco a cada semana, até conseguir melhorá-lo para os 60 segundos – quer dizer, se você de fato acreditar nisso.

Seu diário de corrida é o lugar para estabelecer objetivos a longo prazo e criar um plano para atingi-los. Além de tornarem o possível impossível, os objetivos o ajudam a:

- comandar o processo de treinamento;
- administrar seu tempo;
- acompanhar seu progresso;
- fazer ajustes quando os resultados não atendem às expectativas.

À medida que segue o programa, você estabelecerá objetivos de longo e curto prazo realistas, mensuráveis e com datas de conclusão específicas. Inevitavelmente, alguns deles terão de ser revisados, e o ato de mudar os planos e as expectativas refinará ainda mais seus poderes de percepção, tão cruciais para seu sucesso como corredor.

Para escrever no diário hoje, sob o título OBJETIVOS, quero simplesmente que você descreva o que o impeliu a pegar este livro e embarcar no programa do Método Pose. O que você espera atingir nas próximas dez semanas? Nos próximos dez meses? Em dez anos? Se os seus objetivos são tão amplos como uma vida de corrida livre de lesões ou específicos como uma maratona abaixo da marca de três horas, agora é o momento de registrá-los por escrito.

> ### OBJETIVOS
> Meu objetivo é aprender essas novas regras para correr. É aceito agora que pisar com o calcanhar e dar passadas largas são a causa de muitas lesões e ineficiências na corrida. Meu objetivo é me livrar desses maus hábitos e correr com uma técnica precisa e perfeita. Não cronometro a quilometragem, então, para mim, o objetivo é melhorar a técnica. Quero

> atingir a zona em que correr aconteça sem esforço, como se eu estivesse sendo corrido em vez de estar correndo, falando de um modo zen.

Quando você chegar à Parte Dois, terá a oportunidade de elaborar uma agenda de treinamento detalhada, que o fará passar pelo programa do Método Pose e ir além. Os objetivos de longo prazo que você escrever aqui o ajudarão a avaliar a intensidade e a abrangência dos seus objetivos de curto prazo em sua trajetória.

PREPARAÇÃO DA CONCENTRAÇÃO

Seu diário de corrida é uma ótima ferramenta para que você se concentre ao se preparar para a sessão de treinamento. É nele que você pode colocar em palavras aquilo em que quer se concentrar em sua sessão vindoura. Para o exercício de hoje, escolha um aspecto do exercício de percepção do capítulo anterior que você gostaria de repetir – seu limiar de equilíbrio, por exemplo. Sob o título PREPARAÇÃO DA CONCENTRAÇÃO, liste os passos que você planeja dar para melhorar sua consciência da propriocepção, e quais sensações espera associar com os limites do seu limiar de equilíbrio.

> ### PREPARAÇÃO DA CONCENTRAÇÃO
> Meu objetivo é simples, estúpido. Tenho dificuldade de distinguir a coisa mais simples: estou pisando com o calcanhar ou com a frente do pé? Isso faz com que eu me sinta muito incompetente. Então hoje vou ficar na posição de elasticidade e simplesmente transferir o peso para a frente e para trás, entre meus calcanhares e a frente do pé, e tentar de fato entender a diferença. Primeiro, farei grandes transferências que são simples de sentir, com um intervalo mais longo de tempo entre as mudanças, talvez 2 segundos. Depois, farei as transferências mais sutis e rápidas.

Agora deixe de lado este livro e seu diário, e faça o exercício.

AVALIAÇÃO PÓS-SESSÃO

É nessa hora que você avalia suas lições e corridas – o que você fez certo e o que fez errado, epifanias que teve, e dificuldades com as quais deparou. Não deixe de anotar coisas normais do seu diário também, como a distância que você correu, seu percurso, seu tempo, o que comeu e como seu corpo se sente.

Para o objetivo de hoje, quero que reflita sobre o exercício de percepção que acabou de revisitar. Como foi desta vez em relação à experiência anterior? Você estava concentrado, ou sua mente pareceu vagar? Sentiu alguma dor ou outro desconforto? Escreva todas as suas observações sob o título PENSAMENTOS PÓS-SESSÃO.

PENSAMENTOS PÓS-SESSÃO

Então, isso foi fácil. Fiquei focado e sintonizado na transferência do meu peso do calcanhar para a frente do pé e de volta ao calcanhar. Mas, é claro, eu não estava movendo meus pés. Honestamente, me senti meio entediado. Preciso me lembrar do que prometi a mim mesmo: ser paciente. E sempre ser grato pelo que ganho de percepção, mesmo que tenha dificuldade de mantê-la. O que eu quero fazer é manter o mesmo foco quando começar a me movimentar. Quero levar essa atenção para a corrida.

Escrever sobre uma atividade que acabou de completar tem um valor além do documento que você produz sobre o seu progresso. Esse é um aspecto do diário que cultiva a consciência e o foco no momento presente – uma habilidade fundamental quando se trata de incentivar seu corpo a ultrapassar os limites percebidos.

Embora seja bom pensar que você pode colocar seu corpo no piloto automático e correr bem enquanto sua mente tira férias, as coisas raramente funcionam desse jeito. O voo mais comum que a mente dá durante uma longa corrida é para o futuro. O corpo pode estar no décimo quilômetro de uma maratona, mas a mente começa a calcular o que pode acontecer no quilômetro 28. Em vez de monitorar o desempenho presente do corpo, a mente começa todo um sistema de conjecturas sobre quão pronto o corpo pode estar para passar por toda a maratona em bom estado.

Ao pensar além da posição presente, a mente está construindo um medo substancial do futuro, enquanto os processos fisiológicos e biomecânicos do corpo, desacompanhados pela mente consciente aqui no décimo quilômetro, começam a falhar por causa da falta de atenção.

Quando a mente retorna ao presente de sua visita ao futuro, ela encontra um processo físico em desordem, o que cria uma espécie de profecia que se torna realidade. Primeiro, a mente estava preocupada com a capacidade de o corpo chegar até a linha de chegada em boa forma, e então retorna ao presente para descobrir que as coisas já estão se desintegrando bem antes do final.

Nesse ponto, normalmente é tarde demais para resgatar um bom desempenho. Afinal, os sinais que agora vêm do cérebro para o corpo são sinais de estresse: a passada se desfez, os músculos estão doloridos etc. A mente, que já tinha desenvolvido um medo do futuro, agora tem esses medos confirmados – tudo porque deixou o domínio do presente e saiu sozinha para explorar o futuro.

Agora imagine o que acontece para o corredor que registra essa experiência num diário imediatamente depois. O movimento consciente do presente para o futuro e de volta para o presente é notado. *As coisas começaram a andar mal no quilômetro 10, pouco depois que a preocupação com o quilômetro 28 surgiu.* Ao mapear a sequência de pensamentos e sensações de forma narrativa, sua mente retoma a posse da própria situação que saiu do controle. Você notará esses deslizes da mente como coisas a evitar em sua Preparação da Concentração da próxima vez que se preparar para correr. E, durante sua próxima corrida, você ficará menos inclinado a deixar sua mente vagar para os mesmos lugares que o levaram a ter problemas.

REAVALIAR

Reavaliar transforma uma situação negativa potencial numa lição positiva. Essa atitude funciona sob a premissa de que não importa o que aconteceu, mas sim como você pensa sobre o que aconteceu. Digamos que sua corrida foi ruim e você se sente desencorajado. É preciso reavaliar a situação fazendo a si mesmo as seguintes perguntas:

- ◆ O que eu fiz bem?
- ◆ O que eu aprendi?
- ◆ O que posso usar do que aprendi?

Encontre apenas uma coisa positiva. Pode ser até que você tenha feito seu exercício em vez de ficar navegando na internet. Encontrar e documentar o positivo faz com que você volte sempre.

> **REAVALIAR**
>
> Hoje eu fiz o exercício, apesar da voz na minha cabeça me dizendo que eu não precisava fazer esse exercício simples. Eu tirei a voz da minha cabeça e deixei meu corpo experimentar. Não vou deixar minha mente me enganar; isso tudo se resume a estar presente no corpo, sair da minha cabeça e entrar no meu corpo.

PENSAMENTOS E SENTIMENTOS

Este é um título livre sob o qual você pode refletir a respeito da corrida e do Método Pose. É aqui que você escreve a revelação de corrida que teve às 3 da manhã e não quer esquecer. Talvez você se aprofunde escrevendo mais sobre isso no dia seguinte.

Esta também pode ser sua página de comentários pessoais, onde você responde a algo que leu ou ouviu sobre técnica de corrida. Ou algo que tenha visto no percurso e achou irritante ou inspirador.

> **PENSAMENTOS E SENTIMENTOS**
>
> Ah, meu Deus, eu estava descendo as escadas hoje no trabalho e de repente tomei consciência de como pisava com a frente do pé a cada passo, e isso facilitou descer as escadas. Então percebi que para cada atividade deve haver uma forma ideal de aplicar o peso do meu corpo. Também posso aplicar isso a tantas coisas na vida e nos esportes.

O restante deste livro é repleto de orientações sobre o que deve ser registrado no seu diário e como encarar sua abordagem do Método Pose – mas essa seção pertence inteiramente a você e ao seu fluxo de consciência. Deixe a mente vagar aqui para que não vague quando você estiver correndo ou refletindo sobre a sua forma.

ESCOLHENDO E USANDO O TÊNIS CERTO... OU NENHUM TÊNIS

Encontrando o ajuste perfeito

Agora que você foi apresentado aos poderes da percepção e da documentação, a próxima declaração provavelmente parecerá muito óbvia: se estiver usando tênis muito acolchoados, com solas grossas e pouco flexíveis, você não conseguirá correr de acordo com o projeto da natureza, e suas chances de lesão vão aumentar. Tênis que controlam os movimentos impedem as habilidades naturais do seu pé e a atividade muscular, mantendo-os rígidos, em vez de permitir que os pés se movam livremente. Pés presos são pés fracos. Não são amigos do corredor. Então como é que o tênis atlético desempenhou um papel tão poderoso nos esportes e na cultura norte-americanos durante os últimos quarenta anos?

O tênis que você escolhe colocar nos pés se torna um parceiro numa relação profunda e existencial, uma declaração sobre sua identidade, status e até política. Os corredores não são exceção: sentimos uma convicção profunda de que os tênis que usamos são nosso bilhete de entrada para um melhor desempenho. Isso tem mais a ver com marketing do que com a realidade.

Explorando nossa tendência a idolatrar os tênis, as principais companhias de calçados de corrida estiveram envolvidas numa guerra tecnológica de décadas pelo último e melhor modelo com características para supostamente melhorar o desempenho – qualquer novo tipo de calcanhar (gels, molas, bolhas de ar) e de construção (suporte do arco, controle do movimento) considerado necessário para permanecer acima da curva. Esses tênis são confortáveis nos nossos pés, assim como comida gordurosa tem um gosto bom. Mas todo o acolchoamento, suporte rígido e controle de movimento os tornam uma espécie de gesso, algo que você usaria se tivesse uma lesão, mas não são uma escolha inteligente para pés saudáveis. De fato, esse design transforma o pé saudável num pé fraco, que funciona mal. Tais fabricantes têm até mesmo laboratórios ultrassecretos, onde novas invenções são desenvolvidas e testadas no mercado para render o máximo de lucro, independentemente do que é de fato bom para o corredor.

Felizmente, os últimos e melhores modelos têm tudo a ver com a simplicidade. Agora você pode obter facilmente um par de tênis de corrida baixo necessário para aprender o Método Pose.

Mas antes de jogar fora seus tênis de dois quilos, cheios de gel, de alta estabilidade, coloque-os e pegue o seu diário de corrida. Sob o título PERFIL DE CORREDOR, descreva como sente esses tênis nos seus pés. Como está sua mobilidade com os tênis em comparação com os pés descalços? Quando pressiona os pés contra o chão, consegue sentir os pontos de contato, ou a pressão é uniforme por toda a sola do pé? Leve essas anotações com você quando for comprar o tipo de tênis de corrida endossado por mim neste livro.

O TÊNIS CERTO PARA CORRER: PLANO, FINO E FLEXÍVEL

Para maximizar o desempenho e minimizar as lesões, você deve comprar um tênis leve com uma sola plana, fina e flexível. Isso lhe permite desenvolver uma interação muito precisa e refinada entre os seus pés e o chão – uma coisa impossível com um tênis de sola grossa e inflexível. Num movimento em que cada centésimo de segundo conta, a coordenação neuromuscular é crucial para entrar e sair do apoio rapidamente. Excesso de acolchoamento atrasa esse processo e, como consequência, a técnica de corrida se deteriora.

Visite a seção de tênis de corrida de qualquer loja de esportes hoje em dia, e você encontrará uma variedade confusa de opções – pouquíssimas (se é que alguma) envolvem as palavras "plano", "fino" ou "flexível". Para conseguir um tênis plano, é preciso solicitar um calçado com zero milímetro de elevação no calcanhar, ou "*toe drop*". Para um tênis fino e flexível, você precisará selecionar um modelo da categoria "*barefoot*" (descalço) ou minimalista.

Sempre amarre bem os tênis de corrida do arco até o tornozelo, deixando os cadarços mais soltos nos dedos e na parte da frente do pé. O ajuste deve ser justo – não tão apertado a ponto de amassar os dedos, mas não tão solto que eles fiquem se mexendo no espaço.

Uma vez que você encontre um par que pareça adequado, calce-o para testar com o exercício de percepção que você aprendeu no capítulo anterior. Confie em mim – o vendedor já viu de tudo nessa vida e não ficará espantado se você entrar na posição de elasticidade e fechar seus olhos algumas vezes. Em seguida, corra no lugar e veja se você consegue sentir cada pisada. Que parte do seu pé está fazendo contato primeiro – o calcanhar, o meio do pé ou a frente do pé? Onde você sente seu peso quando pisa – na frente do corpo, abaixo do corpo ou atrás do corpo? Seus ombros estão curvados ou para trás, em direção à sua coluna? Qual a posição da sua cabeça? Se os tênis que você está experimentando o incomodam de alguma maneira enquanto você contempla essas perguntas – ou se eles embotam os seus sentidos de uma maneira similar aos seus tênis velhos de corrida –, tire-os e peça outro modelo.

Por outro lado, se você parecer destinado a esse par em especial, tente dar algumas passadas correndo com a parte da frente do pé. Você deve perceber que o tênis inteiro se dobra com seu pé – não há fricção com os cadarços, não há resistência na dobra das solas.

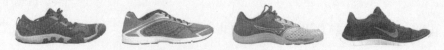

Alguns modelos de tênis planos e minimalistas (barefoot).

CORRER DESCALÇO

Ao estudar a forma de correr de alguns corredores africanos de sucesso que dominaram a cena da distância mundial por boa parte das últimas quatro décadas, você verá que seus movimentos são um modelo de eficiência e graça. Na maioria dos casos, essa forma resultou de correr descalço quando criança, o que os levou a desenvolver uma técnica apropriada de corrida e força em torno de tornozelos e pés. Desenvolver essa força, em vez de comprá-la na forma de um tênis, reduzirá em muito suas chances de ficar de molho por causa de uma tendinite, fascite plantar ou outras lesões comuns aos corredores.

Contudo, você deve pensar em correr descalço como uma ferramenta de treinamento, não um milagre. Tirar os tênis ou calçar um par de meias de corrida com dedos aumentará sua propriocepção e sensibilidade ao seu modo de correr, mas não garantirá a técnica apropriada. É possível completar muitas das lições deste livro descalço, e eu o encorajo a fazer isso sempre que tiver vontade – particularmente para os exercícios de saltar e pular corda, ou sempre que você tiver uma praia, uma trilha ou um campo de golfe disponível. Mas devo enfatizar que correr descalço não faz de você um corredor do Método Pose. Você precisará do Método Pose para isso.

ORTOPEDIA: COMO ABANDONÁ-LA?

Quando você quebra a perna, fica engessado pelo resto da vida? A resposta óbvia é não. O mesmo vale para o uso de recursos ortopédicos.

Em teoria, a ortopedia tem como objetivo corrigir anormalidades, tais como pé chato ou arcos muito altos, e tratar a síndrome da banda iliotibial e a dor no joelho. Na realidade, é uma solução artificial que trata um sintoma e não cura a verdadeira causa. A ortopedia falha nas questões principais: desenvolver o elo fraco do seu corpo e melhorar sua técnica de corrida. Em vez disso, permite que músculos já fracos se deteriorem, o que reduz sua capacidade de perceber correções apropriadas da técnica. Escolher a ortopedia é escolher usar uma muleta vida afora.

Ainda assim, uma coisa é saber que a ortopedia não ajuda, outra coisa é parar de usar seus recursos depois de muitos anos dependendo do apoio que eles fornecem. Livrar-se de suas palmilhas ortopédicas pode ser desafiador. Você precisa fazer isso gradualmente, e com segurança. Eis alguns princípios norteadores:

- Antes de tudo, tente reduzir seu medo. Lembre-se de que suas palmilhas não estão resolvendo o problema, estão mascarando-o.
- Complete os exercícios remanescentes da Parte Um com a palmilha inserida nos seus novos tênis minimalistas (*barefoot*).
- Ao começar a Parte Dois (as lições), retire as palmilhas. Se você sentir dor, coloque-as de volta no tênis e tente removê-las na lição seguinte.
- Vá devagar; você precisa treinar novamente seus pés, torná-los fortes, flexíveis e responsivos.
- Durante o período de transição, faça treinos mais curtos em quilometragem.

HISTÓRIA SELECIONADA DOS CALÇADOS DE CORRIDA

Palha & couro

a.C. Os primeiros calçados são vistos desde 7000 a.C., 3000 a.C., e por volta de 300 a.C. nos gregos e romanos

1852 Os primeiros calçados de couro conhecidos, cravejados (com solado semelhante ao de chuteiras de futebol)

Borracha vulcanizada & cravejados

1916 Os tênis atléticos Keds são lançados, os primeiros tênis em voga

1917 Primeiros All-Stars Converse

1936 Adidas produz o primeiro tênis de corrida cravejado, usado por Jesse Owens na Olimpíada de Berlim

Arco no meio da sola & tração

1972 Bill Bowerman usa o primeiro tênis Nike com a Equipe de Corrida de Oregon

1975 Bill Bowerman e a Nike lançam o *jogging* no mercado americano com o tênis de corrida com arco no meio da sola

Acolchoamento: ar, géis & molas

Anos 1980 A Nike lança o Nike Air, com acolchoamento extra sob o calcanhar

Anos 1990 Inserções de gel são uma forma de aumentar o conforto e o apoio

Anos 2000 Tênis com molas são o próximo passo para aumentar o suporte ao impacto

Os calçados minimalistas retornam

2008 Os tênis com mínimo suporte retornam ao mercado, concentrados numa abordagem mais natural

2010 Tênis Zero Drop são lançados com um desenho plano por toda a sola

FILMANDO A CORRIDA

Conhecendo a sua passada

Agora que você sabe quão importante é a percepção para um corredor e como um diário elaborado de forma adequada e um calçado apropriado otimizarão sua percepção, quero ensinar-lhe sobre uma das melhores ferramentas para testar essas habilidades de percepção: filmar a si mesmo. Antes limitada aos altos escalões de técnicos e esportes de equipe, a filmagem hoje pode ser feita por qualquer um que tenha um smartphone e um amigo em forma.

Como a clássica campanha publicitária do antes e depois, seus filmes de corrida lhe darão uma sensação clara do seu progresso, bem como uma indicação de quais são as áreas em que você precisa se concentrar mais para continuar melhorando. Para conseguir isso, primeiro grave sua corrida básica. Todo mundo precisa começar de algum lugar, e é sempre uma boa ideia documentar que lugar é esse antes de repensar seu jeito de correr.

PROCEDIMENTO BÁSICO PARA FILMAR

Num mundo ideal, você teria uma câmera de vídeo e um tripé, mas seu smartphone serve. Não precisa recrutar um futuro Spielberg para fazer isso – um amigo o fará bem. Se você tem filhos, eles já são Spielbergs, então recrute um deles.

Em seguida, procure um lugar ao qual você pode retornar sempre através da sua jornada pelo Método Pose. Isso proporcionará pontos claros de comparação quando chegar a hora de rever múltiplas sessões de filmes. A localização deve ser relativamente plana e aberta para que a pessoa com a câmera possa ficar parada num lugar e acompanhá-lo com a lente sem obstrução por pelo menos 20 metros. Um bônus seria se a superfície de corrida fosse apropriada para correr descalço. Se você tiver uma trilha ou um trecho de areia de praia por perto, use-o.

Por fim, use uma roupa que faça contraste com o fundo do lugar em que se está correndo, para que seus pés, pernas e articulações apareçam melhor no vídeo.

Uma vez que você conseguiu seu operador de câmera, seu local e suas roupas, calce seus tênis novos e coloque a câmera para rodar.

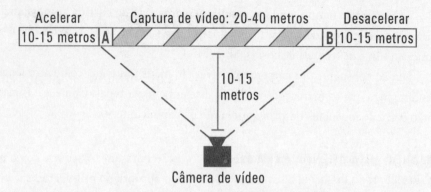

Esquema para a captura em vídeo: use 10-15 metros para acelerar a uma velocidade moderada antes de entrar no enquadramento da câmera.

1. Use duas camisetas brancas ou outros objetos visíveis para marcar o começo e o fim do segmento de captura do vídeo. Elas devem ser espaçadas a 20 ou 40 metros uma da outra.

2. Fique no meio do caminho entre esses dois objetos. A câmera deve ser posicionada de forma que seu corpo inteiro, dos pés à cabeça, possa ser visto no quadro.

3. A câmera deve então ser apontada para a primeira marcação ("A" na ilustração).

4. Use uns 10 a 15 metros para chegar a uma velocidade moderada – o ritmo que você sustentaria se estivesse correndo uma meia maratona – antes de atingir a primeira marcação e o enquadramento da câmera.

5. Uma vez que estiver no enquadramento, o câmera, ficando no mesmo lugar, deve fazer uma panorâmica para segui-lo por 20 a 40 metros, mantendo você centrado no enquadramento sem dar nenhum zoom.

6. Ao passar pela segunda marcação ("B" na ilustração), a câmera deve parar de se mover, permitindo que você saia do enquadramento.

7. Continue correndo por mais 10 ou 20 metros.

8. Repita a sequência num ritmo muito mais rápido – não sua velocidade total, mas perto da sua velocidade ao correr 5 quilômetros.

Se você tiver tempo, pode expandir suas imagens de corrida completando a mesma sequência descalço. Para uma análise mais extensiva, faça com que o seu câmera o filme de frente e de costas também.

Se não conseguir um câmera mas tiver em mãos um tripé, coloque-o longe o bastante para que as marcações "A" e "B" estejam enquadradas. Comece a filmar, e então corra a sequência conforme orientado na página anterior.

CRIANDO UMA AGENDA PARA FILMAR

Como regra geral, você deve se filmar sempre que sentir a necessidade de um *feedback* sobre sua forma. No mínimo, você deve planejar registrar as seguintes ocasiões:

- Hoje, para estabelecer sua forma de correr básica.
- Na fase de exercícios da Lição Um e depois que completar a Lição Dez.
- No fim de cada segmento de três semanas do circuito de corrida à medida que você aumenta sua quilometragem e afia sua forma.

Se você tem um tripé, também pode considerar se filmar toda semana, praticando os exercícios que aparecem nas lições. Aumente a frequência no começo e no fim de cada semana do programa, e você terá imagens muito ricas para estudar e melhorar seu desempenho.

Ser capaz de sair de si mesmo e analisar sua técnica o ajudará a rapidamente ver a diferença entre o que pensa que está fazendo e o que está fazendo de fato. Antes de perceber, estará analisando como *todo mundo* corre. Seus amigos podem olhar esquisito quando você apontar uma boa pisada com a frente do pé, mas pisar com a frente do pé e ser capaz de analisar essa mecânica melhorará sua corrida. Não há melhor maneira de descobrir se você está alinhado com a forma perfeita de correr ou desviando-se dela.

ANÁLISE DE CORRIDA DE SEIS PONTOS

O gráfico na página 139 é uma referência visual útil para analisar sua forma de correr. Analisar filmes, como correr, é uma habilidade; quanto mais você faz, melhor você fica. Esse gráfico cobre o básico. Este tópico será abordado em mais detalhes no capítulo chamado "Tornando-se seu próprio técnico".

PREPARE-SE PARA SE MEXER

Aumente sua mobilidade

De acordo com um velho ditado chinês, "Você é tão velho quanto suas articulações". Se suas articulações têm um amplo espectro de movimento e se movem sem dor, seu movimento tem a qualidade da juventude.

Para atingir isso, suas articulações, músculos e tendões precisam estar fortes o bastante para absorver, carregar e soltar energia em forma de movimento. A rotina deste capítulo construirá uma base para aumentar a mobilidade das suas articulações e melhorar a elasticidade músculo-tendão – qualidades essenciais para prevenir lesões e melhorar o desempenho.

Os movimentos dinâmicos que você está prestes a aprender são um pouco diferentes dos métodos de alongamento convencionais aprendidos na escola – métodos baseados na noção antiquada de que os músculos podem ser esticados e estendidos. Os livros de anatomia nos explicam que o comprimento de um músculo é fixo e determinado pelo tamanho dos ossos e das articulações que o suportam. A flexibilidade – "flexão" e "habilidade" – é a capacidade de movimentar livremente as articulações. A chave para a flexibilidade, no que diz respeito aos músculos, é sua capacidade de relaxar, permitindo que suas articulações se movam.

Nesse sentido, estou apelando não para os músculos, mas para as articulações. Os músculos apoiam e fortalecem o movimento das articulações. Esse tipo de trabalho de mobilidade requer uma mentalidade diferente da usada para o alongamento tradicional. Um alongamento leve com períodos curtos de permanência também pode relaxar o músculo envolvido, liberando tensão, o que por sua vez não torna o músculo mais *longo*, per se, porém mais *responsivo*. Ao liberar o movimento potencial de suas articulações, você melhorará sua mobilidade funcional, o que lhe permitirá se mover por amplitudes maiores. Isso não tem nada a ver com alongar os músculos.

Conforme progride por meio da rotina de preparação do movimento, é importante manter uma regra em mente: você quer colocar a maior parte do peso do seu corpo na área que *não* está sendo movimentada e trabalhada. Por exemplo, se estiver trabalhando o seu tornozelo direito, o peso do seu corpo deve estar no seu pé esquerdo para dar apoio. Por fim, uma vez que você ganhou mobilidade no tornozelo direito, pode transferir algum peso para ele e movê-lo em toda a sua amplitude com um peso (o peso do seu corpo). Com um programa de resistência progressivo, você pode acrescentar mais peso do corpo à área que está trabalhando à medida que a articulação, os tendões e os músculos se tornam mais fortes. Mas nunca sacrifique a amplitude do movimento ou a segurança. Acrescente mais peso aos poucos, ao longo de um período de semanas ou até meses. A prioridade aqui é aumentar sua mobilidade.

Assim como com qualquer programa novo, os movimentos parecerão estranhos a princípio. Como as fotos ilustram as versões mais avançadas dessas posições, você provavelmente não vai conseguir imitá-las exatamente no início. Tome coragem: sua amplitude de movimento aumentará com o esforço consistente. Enquanto isso, tente canalizar qualquer desconforto em seus esforços para melhorar a percepção – a percepção do peso do seu corpo e onde ela pode ser mais efetivamente aplicada, e a percepção de sua amplitude de movimento.

Eis algumas orientações para a preparação dos movimentos:

- ◆ Você completará essa rotina antes de cada lição e de cada treino.
- ◆ Você realizará a ação de dobrar suas articulações.
- ◆ Toda a rotina deve levar de 8 a 10 minutos para ser concluída.
- ◆ À medida que você se familiariza com essa rotina, tente deixar um movimento fluir para o próximo, de forma que os alongamentos individuais se tornem um movimento contínuo.

ALONGAMENTO DA MÃO/ EXTENSÃO DO PULSO

1. Posicione seu braço direito como se estivesse carregando uma grande bandeja: cotovelo dobrado, palma para cima, dedos apontados para a frente.

2. Use sua mão esquerda para puxar seus dedos para baixo, desdobrando seu braço direito até que ele esteja totalmente estendido à sua frente e seus dedos estejam sendo puxados para trás em direção ao seu corpo. Pense em estender e puxar simultaneamente.

3. Repita o movimento com a outra mão.

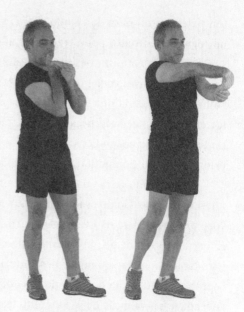

alongamento da mão/extensão do pulso

ALONGAMENTO DA MÃO/EXTENSÃO DO PULSO COM COTOVELOS PARA DENTRO

1. Entrelace os dedos na frente do peito, com as palmas viradas para baixo, cotovelos apontados para fora.

2. Gire as palmas para cima, mantendo seus cotovelos para baixo à medida que você os aproxima. Não se preocupe se não conseguir tocar um cotovelo no outro. Seja paciente; sua amplitude de movimento vai melhorar com o tempo.

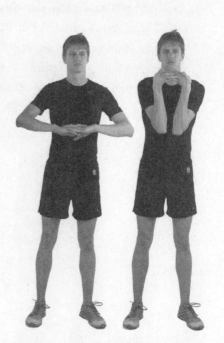

alongamento da mão/extensão do pulso com cotovelos para dentro

ALONGAMENTO DA MÃO E DO BRAÇO/ EXTENSÃO DO PULSO PARA FORA

1. Entrelace seus dedos, com as palmas viradas para fora.

2. Estique os braços na frente do peito, na altura do ombro. Mantendo suas escápulas para trás e para baixo, sinta o movimento nos seus ombros, nos cotovelos, nos pulsos e nas mãos. Não curve as costas.

MOBILIDADE DO PULSO: POSIÇÃO DE ORAÇÃO

1. Com as mãos em posição de oração, coloque os braços na frente do peito, cotovelos apontados para fora, com as mãos tocando o peito.

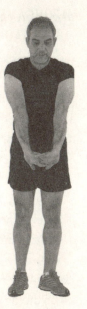

alongamento da mão e do braço/extensão do pulso para fora

2. Pressione as pontas dos dedos de uma mão contra as da outra com a mesma pressão. A parte de baixo de suas palmas vai se separar um pouco e seus cotovelos se erguerão alguns centímetros. Sinta a pressão em cada dedo, mantendo os ombros para baixo e relaxados.

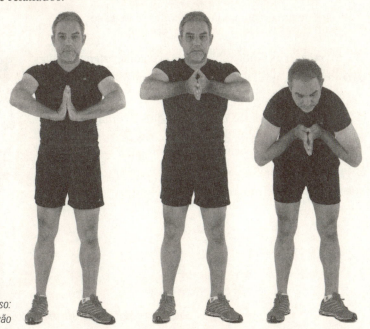

mobilidade do pulso: posição de oração

ROTAÇÃO DOS PULSOS ENTRELAÇADOS

1. Com os braços estendidos à sua frente, cruze as mãos, com a mão esquerda por cima da direita, as palmas juntas, e entrelace os dedos. Mantenha os ombros alinhados e não curve as costas.

2. Gire as mãos em direção ao peito e de novo para fora, estendendo totalmente os braços.

3. Repita o movimento, cruzando a mão direita sobre a esquerda.

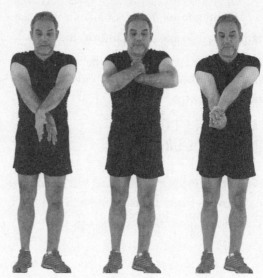

rotação dos pulsos entrelaçados

TOCAR A ESCÁPULA

1. Coloque uma mão nas costas, como se fosse coçá-las.

2. Mantendo os ombros baixos e relaxados, estenda a mão para tocar a escápula. Não mexa a cintura.

3. Repita com a outra mão. Note que é comum que seja mais fácil com um lado que com o outro.

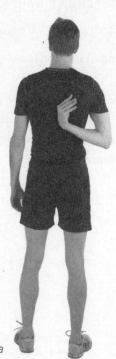

tocar a escápula

TOCAR AS DUAS ESCÁPULAS

1. Coloque as duas mãos nas costas.

2. Mantendo os ombros baixos e relaxados, e tomando cuidado para não mexer a cintura, toque suas escápulas. (A mão direita toca a escápula direita, a mão esquerda toca a escápula esquerda.) Novamente, é comum que seja mais fácil com um lado que com o outro.

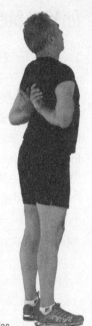

tocar as duas escápulas

ESTENDA E AGARRE

1. Coloque sua mão esquerda atrás das costas. Coloque a mão direita atrás das costas, por sobre o ombro direito.

2. Sem curvar ou arquear as costas, leve as mãos na direção uma da outra, permitindo que seus dedos se enganchem. Se suas mãos não conseguem se segurar, leve-as o mais próximo de se tocar que puder.

3. Troque as mãos e repita o movimento.

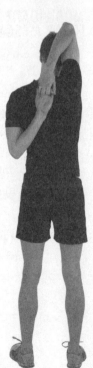

estenda e agarre

ORAÇÃO REVERSA

1. Coloque os braços atrás das costas.

2. Aproxime as palmas das mãos, com os dedos para cima, na posição de oração. Cuidado para não curvar ou arquear as costas ou dobrar a cintura. Se suas mãos não conseguirem atingir a posição de oração, aproxime as palmas o máximo que puder. Mais uma vez, seja paciente. Esse movimento requer muita mobilidade na articulação dos seus ombros.

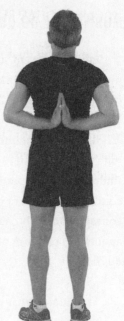

oração reversa

MOBILIDADE DO QUADRÍCEPS COM UMA PERNA

1. Fique em pé com os pés abertos na largura dos ombros.

2. Equilibrando-se em sua perna direita, estique a mão esquerda para trás e segure seu pé esquerdo (abaixo do tornozelo). Na sua perna direita – sua perna de apoio –, mantenha o tornozelo, os quadris, o ombro e as orelhas alinhados. Não arqueie as costas. Mantenha suas coxas alinhadas uma com a outra e sua perna esquerda alinhada com os quadris.

3. Puxe seu pé esquerdo em direção à nádega esquerda. Seja suave; não force o calcanhar para tocar a nádega. A amplitude de movimento melhorará com o tempo.

4. Repita o movimento com a outra perna.

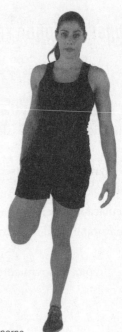

mobilidade do quadríceps com uma perna

MOBILIDADE DO QUADRÍCEPS COM UMA PERNA, TOCANDO O CHÃO

1. Equilibre-se em sua perna direita, segurando a perna esquerda atrás de você (a mesma posição de início do exercício anterior). Novamente, não force o calcanhar para tocar a nádega.

2. Incline-se lentamente para a frente, deixando seu braço direito – seu braço livre – mover-se para a frente do ombro. Sentindo o apoio da perna de suporte ancorada no chão para ter equilíbrio, olhe para o chão à medida que se inclina mais até conseguir tocar o chão com a mão direita – sua mão livre –, apontando para um ponto alguns centímetros à frente dos dedos dos pés.

3. Troque as pernas e repita o movimento.

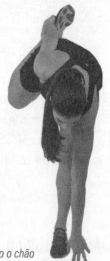

mobilidade do quadríceps com uma perna, tocando o chão

LUNGE PROFUNDO FRONTAL

1. Comece com os pés separados no alinhamento dos ombros.

2. Dê um passo à frente com sua perna direita. O calcanhar do seu pé de trás deve sair do chão.

3. Baixe os quadris (seu centro de gravidade) em direção ao chão, de preferência criando um ângulo de 90 graus na articulação do joelho. Seja paciente se não conseguir 90 graus. Sua amplitude de movimento vai melhorar com o tempo.

4. Repita o movimento com a outra perna.

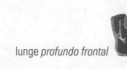

lunge *profundo frontal*

O HOMEM-ARANHA

1. Fique em pé com as mãos nos quadris, então dê um passo à frente com sua perna esquerda. O calcanhar do pé de trás deve sair do chão (o mesmo que a posição de *lunge* profundo frontal).

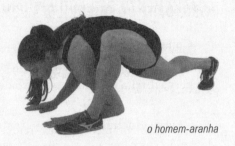

o homem-aranha

2. Dessa posição, incline-se para a frente, levando os braços para o lado de dentro de sua perna da frente, tentando tocar o chão com ambos os antebraços e cotovelos. Provavelmente será preciso trabalhar essa amplitude de movimento. No começo, à medida que traz os braços para dentro das pernas, você pode ter de colocar uma ou ambas as mãos no chão para ter apoio antes de também encostar os cotovelos no chão.

3. Repita o movimento com a perna esquerda.

AGACHAMENTO PARA OS LADOS COM OS BRAÇOS ESTENDIDOS

1. A partir de uma posição ereta, incline-se para a frente na cintura, colocando ambas as mãos no chão na sua frente para ter apoio, e sente-se numa posição de agachamento.

2. Estenda os braços à sua frente, segurando os dedos da mão.

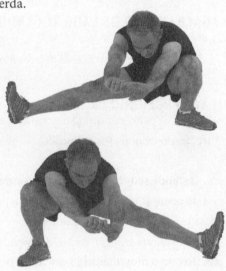

3. Transfira o peso para sua perna esquerda à medida que estende sua perna

agachamento para os lados com os braços estendidos

direita para fora e para o lado. Na sua perna estendida, seu pé aponta diretamente para cima e o peso do corpo está no calcanhar. Tente fazer seus movimentos de um lado para o outro de forma precisa e fluida, sentindo o movimento nos quadris.

4. Repita o movimento com a outra perna estendida.

AGACHAMENTO DE LADO APOIANDO-SE NO CHÃO

1. Comece da posição de agachamento para os lados do exercício anterior com sua perna direita estendida para o lado.

2. Agora, incline-se para a frente, deixando sua cabeça cair à medida que estende os braços e coloca a palma das mãos no chão.

3. Para aumentar o alongamento, estenda os dedos para a frente.

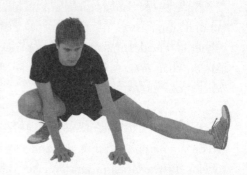

agachamento de lado apoiando-se no chão (com a perna estendida)

4. Repita o movimento com a outra perna estendida.

AGACHAMENTO DE LADO TOCANDO O PÉ

1. Comece da posição de agachamento para os lados com sua perna direita estendida.

2. Gire o peito em direção ao joelho esquerdo enquanto você estende o braço na direção do pé que está estendido.

3. Estenda seu braço esquerdo do lado de dentro do joelho esquerdo, lembrando-se de respirar enquanto sustenta essa posição. Sua mão esquerda pode tocar o chão para ter apoio se você precisar.

4. Repita o movimento com a outra perna estendida.

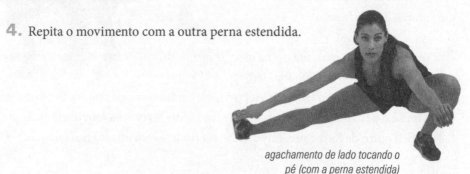

agachamento de lado tocando o pé (com a perna estendida)

TOCAR O CHÃO: UM PÉ PARA TRÁS

1. Fique em pé com os pés alinhados com os ombros. Dê um passo à frente com seu pé direito, levando-o cerca de 15 centímetros à frente do pé esquerdo.

2. Incline-se para a frente, tocando o chão com as mãos.

3. Repita o movimento com o outro pé.

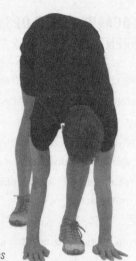

tocar o chão: um pé para trás

TOCAR O CHÃO: DEDÃO ALINHADO COM O CALCANHAR

1. Fique em pé com um pé diretamente na frente do outro, o calcanhar do pé da frente tocando o dedão do pé de trás.

2. Incline-se para a frente, tocando o chão com as mãos.

3. Repita o movimento com o pé da frente e o de trás invertidos.

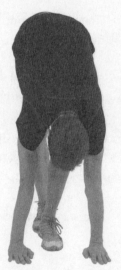

tocar o chão: dedão alinhado com o calcanhar

TOCAR O CHÃO: UM PÉ PARA A FRENTE, DEDOS PARA CIMA

1. Em pé, separe os pés na largura dos ombros. Dê um passo à frente com seu pé direito, levando-o cerca de 15 centímetros à frente do pé esquerdo. Os dedos do pé da frente devem estar levantados, com o peso igualmente distribuído entre os dois pés.

2. Incline-se para a frente, tocando o chão com as mãos.

3. Repita o movimento com o outro pé.

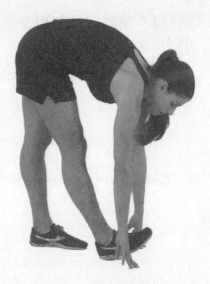

tocar o chão: um pé para a frente, dedos para cima

TOCAR O CHÃO: SUPINAÇÃO DUPLA COM OS DEDOS PARA CIMA

1. Fique em pé com os pés juntos (paralelos), dedos levantados, peso nos calcanhares.

2. Incline-se para a frente, tocando o chão com as mãos.

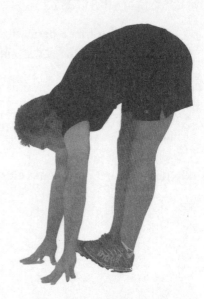

tocar o chão: supinação dupla com os dedos para cima

TOCAR O CHÃO: CRUZANDO OS TORNOZELOS

1. Fique em pé com a perna direita cruzada sobre a esquerda, pés lado a lado, apoiados no chão.

2. Incline-se para a frente, tocando o chão com as mãos.

3. Repita o movimento com a outra perna cruzada.

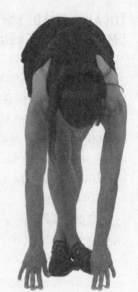

tocar o chão: cruzando os tornozelos

TOCAR O CHÃO: CRUZANDO OS TORNOZELOS COM DUPLA SUPINAÇÃO

1. Fique em pé com a perna direita cruzada sobre a esquerda, com os pés levantados e a lateral apoiada no chão.

2. Incline-se para a frente, tocando o chão com as mãos.

3. Repita o movimento com a outra perna cruzada.

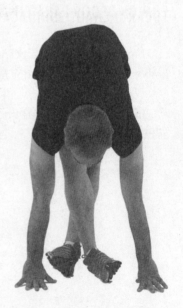

tocar o chão: cruzando os tornozelos com dupla supinação

TOCAR O CHÃO: SUPINAÇÃO COM UM PÉ PARA A FRENTE

1. Fique em pé com os pés separados na largura dos ombros. Dê um passo à frente com o pé direito, levando-o cerca de 15 centímetros à frente do pé esquerdo. Incline o pé da frente, apoiando-o na lateral.

2. Incline-se para a frente, tocando o chão com as mãos.

3. Repita o movimento com o outro pé.

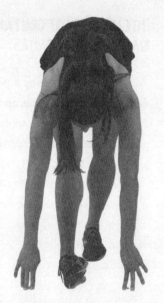

tocar o chão: supinação com um pé para a frente

TOCAR O CHÃO: SUPINAÇÃO DUPLA

1. Fique em pé com os pés juntos (paralelos), ambos inclinados e apoiados nas laterais.

2. Incline-se para a frente, tocando o chão com as mãos.

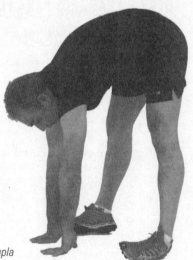

tocar o chão: supinação dupla

INCLINAÇÃO PARA A FRENTE: MÃOS ENTRELAÇADAS

1. Fique em pé com os pés juntos e bem apoiados no chão, mãos atrás do corpo com os dedos entrelaçados. Deixe seus braços naturalmente pendidos para baixo (suas mãos ficarão próximas do seu cóccix).

2. Incline-se para a frente, levando a testa em direção aos joelhos enquanto os braços se levantam e naturalmente seguem o movimento de inclinação.

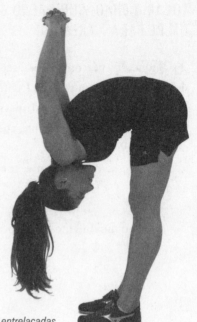

inclinação para a frente: mãos entrelaçadas

TOCAR O CHÃO: PÉS PARA FORA

1. Fique em pé com os calcanhares juntos, pés apoiados no chão, dedos apontando para fora (primeira posição no balé). As mãos devem pender ao lado do corpo.

2. Incline-se para a frente, tocando o chão com as mãos.

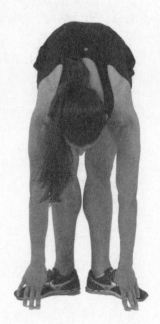

tocar o chão: pés para fora

TOCAR O CHÃO: PÉS VIRADOS PARA FORA E TORNOZELOS CRUZADOS

1. Coloque o pé direito na frente do pé esquerdo, de forma que o calcanhar do seu pé direito fique perto do arco do seu pé de trás (esquerdo) (o mesmo que a terceira posição do balé). Braços pendendo do lado do corpo.

2. Incline-se a partir da cintura, tocando o chão com as mãos.

3. Repita o movimento com o outro pé na frente.

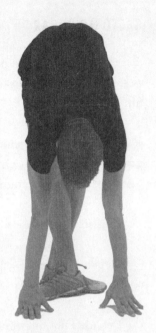

tocar o chão: pés virados para fora e tornozelos cruzados

INCLINAÇÃO PARA A FRENTE: TOCANDO OS TORNOZELOS

1. Fique em pé com as pernas abertas, mãos ao lado do corpo.

2. Incline-se para a frente, segurando os tornozelos e movendo sua cabeça em direção ao chão na frente dos pés.

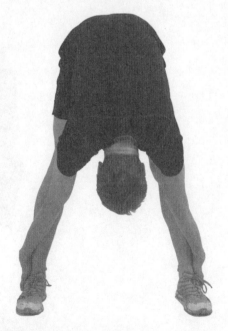

inclinação para a frente: tocando os tornozelos

SALTO NO LUGAR

1. Comece na posição de elasticidade – em pé com o peso na parte da frente dos pés, joelhos à frente dos dedos dos pés, tornozelos, quadris, ombros e orelhas em alinhamento.

2. Salte direto para cima, levantando levemente os ombros para ajudar a se erguer, mantendo a posição de elasticidade à medida que seus pés deixam o chão. Pense nisso como um movimento de *tirar o peso*, em vez de um salto.

3. Caia sobre a parte da frente dos pés, evitando pisar com os calcanhares.

4. Repita uma sequência de oito saltos, mantendo o contato com o chão curto e a parte de cima do corpo relaxada.

5. Descanse por um minuto.

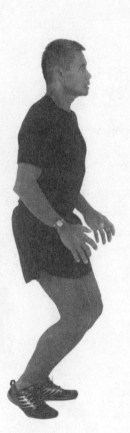
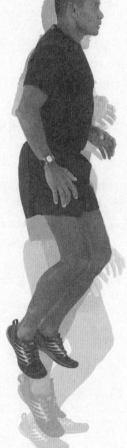

salto no lugar (encolher os ombros ajuda na sequência de se livrar do peso)

SALTO TOCANDO OS CALCANHARES

1. Comece na posição de elasticidade, então deixe os braços caírem soltos ao lado do corpo.

2. Salte para cima, levantando os ombros levemente para ajudar, mantendo a posição de elasticidade por todo o movimento.

3. Toque os calcanhares no alto da sua subida.

4. Caia sobre a parte da frente do pé, evitando pisar com os calcanhares.

5. Repita uma sequência de oito saltos, mantendo o contato com o chão curto e seus braços soltos.

6. Descanse por um minuto.

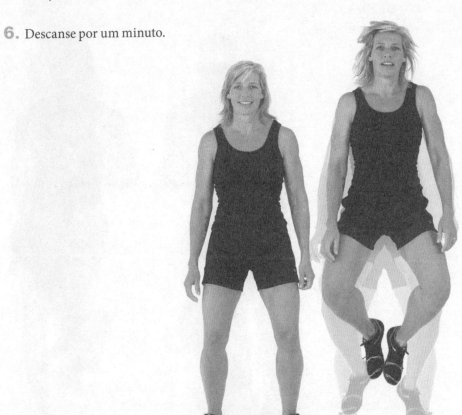

salto tocando os calcanhares

SALTOS DE UM LADO PARA O OUTRO

1. Comece na posição de elasticidade, novamente com os braços soltos.

2. Transfira o peso dos quadris (seu centro geral da massa) para a perna direita e desloque essa perna, saltando para a esquerda. É um pequeno salto, de cerca de 15 centímetros.

3. Caia sobre a parte da frente do pé esquerdo, transferindo o peso do corpo para a perna esquerda.

4. Repita o movimento para o outro lado, deslocando a perna, por uma sequência de oito saltos. Mantenha a parte de cima do corpo relaxada, tente centrar seus quadris sobre seu pé de apoio em cada mudança. Evite usar os calcanhares e mantenha o contato com o chão curto.

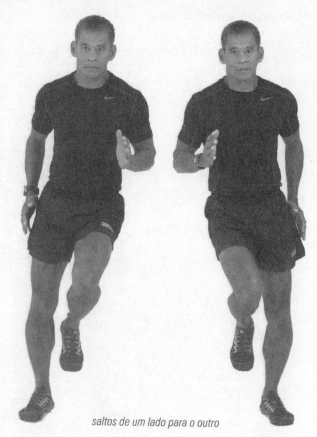

saltos de um lado para o outro

AUMENTANDO AS APOSTAS

Como com toda atividade física, quanto mais você fizer esses exercícios, melhor vai se tornar. Sua amplitude de movimento melhorará semana a semana até que suas posturas de alongamento pareçam idênticas às das figuras de exemplo nas fotografias. Cada semana, o número de repetições de saltos deve aumentar de oito para dez, então para doze e quinze. O que agora parece pouco familiar e difícil parecerá, daqui a um mês, rotineiro e fácil. E, o que é mais importante, essas melhoras significarão que você construiu uma base na transição para a técnica correta de forma eficiente e sem lesões.

SUA ROTINA DE FORÇA

Construindo estabilidade e força

No começo do boom da corrida, no início dos anos 1970, atletas e técnicos desprezavam o treinamento de força. O mito popular era que isso deixaria os músculos rígidos. Para melhorar na corrida, você simplesmente corria. O foco era o sistema cardiovascular – coração e pulmões. Não olhavam para o corpo holisticamente. Basicamente, tinham uma regra de ouro – alto volume de treinamento. Agora os cientistas e técnicos reconhecem o valor da força e do condicionamento como um componente essencial do repertório de um corredor.

O objetivo deste último capítulo preparatório é dar a você uma rotina de força específica para corrida a fim de ajudá-lo a prevenir lesões, correr com a técnica apropriada e atingir seu potencial como corredor. Você precisa ser forte o bastante para lidar com a interação do peso do seu corpo com a gravidade. Na corrida, esse peso pode aumentar uma vez e meia o peso do seu corpo ao correr lentamente, podendo chegar até três vezes o peso do seu corpo na corrida de velocidade. Se você pesa 90 quilos, isso significa que você precisa fazer seu corpo (músculos, tendões, ligamentos e ossos) fortes o bastante para lidar com pesos de 135 quilos (corrida leve) a 270 quilos (corrida de velocidade). Um corpo sem uma base de força suficiente não será capaz de desempenhar e manter a técnica apropriada.

Não se intimide: este programa lhe dará a força de que precisa para lidar com essas demandas. Assim que completar a sequência de preparação para o movimento do capítulo anterior antes de cada treino, você concluirá cada sessão com uma rotina de força.

Os exercícios descritos a seguir o sustentarão pelas próximas quatro semanas à medida que você segue pelas dez lições. Assim como a rotina de saltos do capítulo anterior, o número de repetições de cada exercício vai aumentar a cada semana ou mais, como você verá quando chegar às lições.

Então, em cerca de quatro semanas, quando chegar à parte do circuito de corrida do programa do Método Pose, você encontrará variações mais desafiadoras desses exercícios.

Agora é hora de conhecer quais exercícios você fará todos os dias. Você deve ter as seguintes dicas em mente:

- Inicie todos os movimentos a partir dos quadris.
- Mantenha seus quadris estáveis (glúteos contraídos) e não os deixe girar ou se inclinar para a direita ou para a esquerda. Para os movimentos de prancha, apoiar-se nas mãos coloca muita pressão nos pulsos; se for muito difícil, apoie-se nos antebraços e cotovelos.
- Exale quando estiver levantando os quadris e inale quando estiver abaixando-os.
- Mantenha um bom alinhamento, de forma que uma linha reta possa ser desenhada dos seus pés, passando pelos quadris e ombros até a cabeça – o que eu chamo de Alinhamento Pose, conforme você aprenderá no próximo capítulo.
- Contraia o abdômen em direção à sua coluna para ativar seu centro.

ERGUER OS QUADRIS, COM O ROSTO PARA CIMA

1. Sente-se no chão com as mãos atrás de você e diretamente abaixo dos ombros (palmas para baixo, dedos apontando na direção oposta dos pés) e com as pernas estendidas à sua frente.

2. Levante os quadris o mais alto que conseguir, enquanto sustenta o peso do corpo com as mãos e os calcanhares.

3. Retorne à posição inicial e repita o movimento até completar uma sequência de dez. O número de repetições para todos esses exercícios vai aumentar a cada semana conforme instruído nas próximas lições.

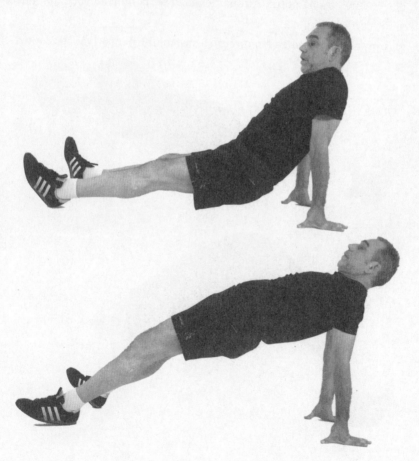

erguer os quadris, com o rosto para cima

ERGUER OS QUADRIS, COM O ROSTO PARA BAIXO

1. Fique em posição de fazer flexões, com as mãos diretamente sob os ombros, braços estendidos, quadris alinhados com o corpo e dedos dos pés flexionados.

2. Mova os quadris para cima, fazendo um V de cabeça para baixo, similar à postura do cachorro de cabeça para baixo na ioga.

3. Retorne à posição de flexão e repita o movimento até completar uma sequência de dez.

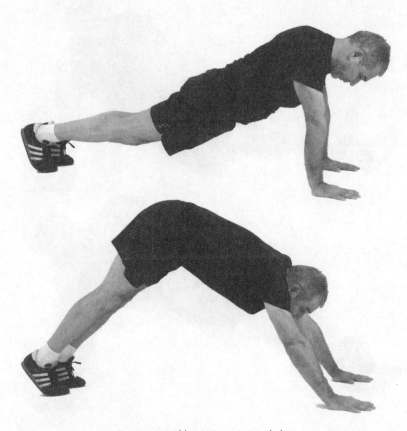

erguer os quadris, com o rosto para baixo

ERGUER OS QUADRIS DE LADO

1. Fique em posição de prancha de lado com seu braço esquerdo estendido e sua mão esquerda sob o ombro apoiando seu torço, quadris descansando no chão.

2. Levante os quadris o mais alto que conseguir.

3. Baixe os quadris para a posição inicial e repita o movimento por uma sequência de dez.

4. Troque de lado e complete mais dez repetições.

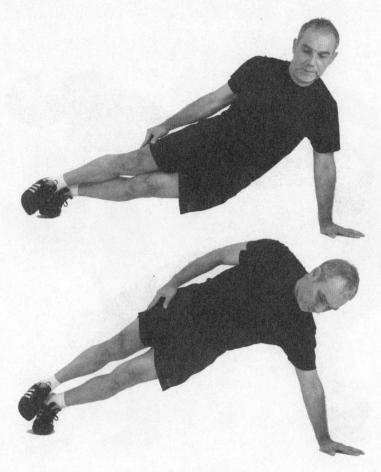

erguer os quadris de lado

AGACHAMENTO COM O PESO DO CORPO

1. Fique em pé com os pés abertos um pouco além do alinhamento dos ombros, mãos estendidas para a frente na altura dos ombros. Transfira o peso para a frente dos pés.

2. Baixe os quadris, sentando-se o mais baixo e para trás que conseguir numa posição de agachamento.

3. Retorne à posição inicial e repita o movimento por uma sequência de dez.

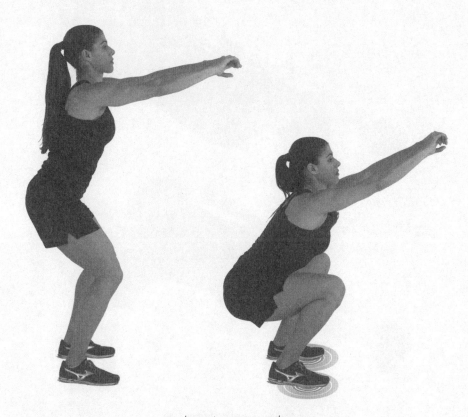

agachamento com o peso do corpo

PARTE DOIS

DEZ LIÇÕES

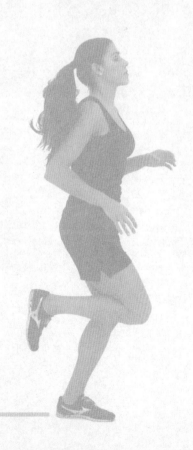

INTRODUÇÃO ÀS LIÇÕES

Dominando a habilidade de correr

Esqueça o idílico Jardim do Éden da corrida em que corríamos descalços e sem roupa, antes que Adão pegasse um tênis com calcanhar fortalecido da árvore da corrida. No início, e ainda em algumas culturas, correr acontece sem a corrupção de tênis de corrida grossos no calcanhar e um estilo de vida sedentário. Hoje, no nosso mundo moderno de maus hábitos, a maioria de nós tem de desaprender o que aprendeu. Então a ideia de "apenas fazer naturalmente" ou "apenas fazer" não é um conselho útil. A corrida não é mais natural para fazê-la naturalmente. As próximas dez lições pedem que você deixe de lado um padrão de movimento arraigado e o substitua por um melhor.

Como aulas individuais, elas são indicadas para ser repetidas inúmeras vezes até que a perfeição seja atingida. A preparação para o movimento e as rotinas de treinamento de força que você aprendeu nos capítulos anteriores devem acompanhar cada sessão, mesmo que você já esteja em ótima forma. Não se preocupe se esquecê-los – você será lembrado a cada lição. O objetivo não é ver quão rápido se consegue passar pelas lições. O objetivo dessas aulas é:

- criar novos padrões neurológicos;
- aumentar a força estrutural (músculos, tendões e ligamentos);
- melhorar a biomecânica da corrida;
- criar nova percepção de movimento.

Isso leva tempo, então seja paciente.

O PLANO DA LIÇÃO

Cada uma das dez lições seguintes consiste de um conceito novo, uma explicação de como esse conceito se aplica à técnica de corrida apropriada, um exercício para introjetar essa técnica à sua forma e um treino para ajudá-lo a praticar e fortalecer sua forma melhorada.

Cada lição começa com uma introdução que fornece tanto uma visão geral como uma olhada na ciência e na teoria que sustentam os ajustes de técnica que você fará. Aqui você vai aprender quais velhas regras sobre corrida não servem mais e por quê.

A seção de técnica aplicará o conceito-chave da lição a um aspecto particular da forma ideal de correr. Como eu disse antes, correr naturalmente é uma habilidade que você deve aprender. Na verdade, é um conjunto de mini-habilidades que devem ser dominadas uma a uma. Nesta seção, a mini-habilidade será destrinchada e explicada antes que você a aplique à sua forma.

Na seção de exercício você passará da teoria à prática, levando o conceito e a técnica à mecânica da sua corrida. Esta é a seção que o tira da cadeira e o faz se movimentar. Você começará com a sequência de preparação para o movimento descrita na Parte Um, então embarcará na sequência de exercícios da lição. Uma vez que tiver uma amostra de cada exercício, passará para o treino.

O treino combina exercícios e corrida, com o objetivo de gradualmente transformar sua forma no Método Pose. Suas sessões de prática são progressivas. No começo, os treinos podem parecer ridiculamente fáceis, mas na lição dez seu treino será bem mais longo. Desfrute da relativa facilidade física das primeiras sessões mais curtas, canalizando sua energia para a difícil tarefa mental de repensar seu movimento. Você precisará estar sintonizado enquanto constantemente se pergunta: Meu pé está pisando corretamente? Estou forçando-o para trás ou simplesmente deixando-o cair? Estou relaxado, tenso, quicando ou inclinando-me para a frente? Isso é muita informação para a mente processar de uma forma construtiva, que evite críticas negativas e frustrações por não atingir o desempenho imediatamente.

Cada treino terminará com sua rotina de força – incluindo informações sobre o número de repetições para aquele treino – e um texto no diário de corrida. Você também será lembrado da hora de pegar a câmera para se atualizar sobre como sua forma lhe parece ao ser filmada.

AGENDANDO AS LIÇÕES

Para seguir um programa de treinamento que se adéque ao seu nível de condicionamento e à sua agenda, você precisa marcar compromissos consigo mesmo. Isso requer:

- uma agenda de corrida para a semana;
- um horário específico para cada dia de treinamento;
- um calendário de várias semanas que pode ser ajustado à medida que as expectativas se desenvolvem e mudam.

Agora é hora de pegar a sua agenda e o diário de corrida e colocar o primeiro tijolo do seu plano do Método Pose. Você deve dedicar pelo menos dois dias a cada nova lição. Então, se estiver treinando seis dias por semana, completará as dez lições em não menos que quatro semanas. Seis dias por semana é uma agenda bastante intensa, mas nesse estágio seus treinos serão curtos em duração, e não intensos, então você não vai fatigar seus músculos. A frequência nessa fase é para ajudá-lo a criar um novo padrão de movimento. Se tiver tempo, dedicação e força para fazer as lições num ritmo ideal, eis aqui como colocar seu plano de treinamento no seu diário:

- Primeira semana: lições 1-3
- Segunda semana: lições 4-6
- Terceira semana: lições 7-9
- Quarta semana: lição 10 e uma revisão das duas lições que foram as mais difíceis

Cada sessão de lição – incluindo a leitura, preparação do movimento, exercícios, treino e treinamento de força – levará cerca de 30 minutos, então você poderá marcar compromissos consigo mesmo em sua agenda de acordo com isso. (O tempo da sessão aumentará depois que você terminar as lições e aumentar sua quilometragem de corrida.) Se puder, reserve este mês apenas para aprender essa nova técnica, sem acrescentar mais corrida além disso. Se você for um corredor ávido, uma pausa na sua rotina normal será positiva. Se for iniciante, não está contando seus quilômetros de qualquer forma.

É claro, nem todo mundo progredirá da mesma forma. Alguns progredirão num ritmo constante, enquanto outros precisarão passar mais tempo em certas lições. Isso significa separar um tempo extra para um exercício que é desafiador, enquanto continua seguindo para a próxima lição. Se levar mais tempo do que um mês para completar as lições com um grau de domínio, então dê-se mais uma semana, ajustando sua agenda e anotando quaisquer dificuldades ou obstáculos em seu diário.

Além dos seus compromissos com o treino, marque na agenda um sistema de recompensa. Se o seu treinamento é um dia de tortura sem alívio à vista, você o abandonará. Se tiver uma luz no fim do túnel esperando por você depois de uma lição particularmente difícil ou uma sequência de exercícios, você vai continuar. Pode ser algo tão simples quanto um agrado no fim do treino (um *smoothie*),* sua refeição favorita na sexta-feira (pizza) ou comprar um novo gadget na marca dos três meses (um iPad).

Mais importante: não seja extremamente entusiasmado ou ávido, querendo tudo de uma vez. Fazer exercícios é algo para uma vida. Estas lições são apenas o começo.

---

* Bebida feita com sucos, frutas, sorvetes, iogurtes e outros ingredientes naturais. (N.E.)

LIÇÃO UM

Os pés

Antigamente, os caçadores-coletores não usavam tênis Nike. Eles desenvolveram mocassins e sandálias com solas finas e flexíveis para proteger os pés. Era um calçado minimalista, sem grandes calcanhares, para que pudessem se mover em harmonia com o design do corpo.

Uma forma simples de entender como as pessoas corriam antes da explosão do tênis de corrida, nos anos 1970, é tirar seus sapatos e correr 10 ou 20 metros. Torna-se claro que pisar com o calcanhar é doloroso e ineficiente, e pisar com a frente do pé é bom e faz sentido. Isso não significa que você precisa correr descalço o tempo inteiro. É para ilustrar como a biomecânica ideal (ou seja, como seu corpo se movimenta) sustenta a estrutura do seu corpo e não vai contra ela. Nesta lição, exploraremos a estrutura e a função do pé.

Não quero desenvolver um fetiche por pés, mas sua estrutura é um exemplo miraculoso e belo de como a forma se casa com a função. O pé humano tem 26 ossos, 33 articulações, 107 ligamentos, 19 músculos e 38 tendões. Os 52 ossos que compõem os pés equivalem a 25% de todos os ossos do seu corpo. Essa complexa matriz de músculos, tendões, ligamentos, articulações e ossos é o seu sistema de absorção de choque. Nesta lição, olharemos para esse sistema elegante e veremos como ele se relaciona com a corrida.

Como atestam os arcos triunfais da Roma Antiga, não há estrutura mais resiliente e que ofereça maior suporte do que o arco. A estrutura em arco faz com que o peso se mova para fora e para baixo, diminuindo a carga em relação ao espaço. Esse é o design que a natureza deu a seus pés. Mas seus arcos, diferentemente das pontes de Roma, podem fazer um trabalho duplo – suportar o peso do seu corpo e colapsar para ajudar a reduzir o impacto da pisada.

Também têm uma ação de mola embutida que tanto diminui o impacto da pisada ao se comprimir quanto solta essa energia potencial em forma de movimento ao se expandir. Ao pisar com o calcanhar, você se priva desse sistema de mola. De fato, você perverte a estrutura do corpo, usando a definição antiga da palavra "perverter", que significa se afastar do que é bom ou verdadeiro. Em vez de impelir para a passada seguinte com uma impulsão *própria de uma mola*, a pisada com o calcanhar momentaneamente pisa nos freios. O norte-americano Rodney Wiltshire, técnico de atletismo de longa data, uma vez explicou em termos muito simples por que a pisada com o calcanhar é ineficiente: "Biomecanicamente, quando você pisa com o calcanhar, está literalmente pisando nos freios. Grandes corredores não pisam nos freios a cada passada".

A forma como seu corpo quer que você corra também é revelada observando-se os ossos do seu pé. Os ossos dos dedos (falanges) e ossos maiores que compõem a ponte do pé (os metatarsos) variam em espessura. O maiores e mais sólidos desses ossos são de longe o osso do dedão e o osso metatarso que se conecta ao dedão. Esses ossos ficaram grandes com o tempo porque tinham de suportar mais peso, então se adaptaram e engrossaram para aguentar o estresse e o peso maior. Não seguir a sabedoria desse design e o padrão de movimento associado normalmente acarreta lesões (e um movimento ineficiente). Seus dedos menores funcionam para aumentar sua consciência (e percepção) da posição do pé. Não são feitos para absorver o impacto da pisada.

Você pisa primeiro com o calcanhar quando anda, porque andar não tem o impacto de correr, nem a passada do tamanho da corrida, ou qualquer coisa que lembre uma fase de voo.

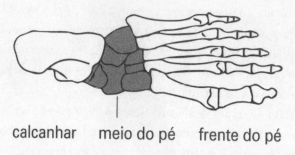

O pé humano tem 26 ossos e pode ser dividido em três partes.

TÉCNICA: A PISADA COM A FRENTE DO PÉ DESCONSTRUÍDA

Há muita discussão na comunidade de corredores não só sobre qual a melhor passada, mas até mesmo sobre como definir cada uma delas. Às vezes, a pisada com a frente do pé e a com o meio do pé são confundidas; às vezes, recebem definições diferentes. Antes de nos concentrarmos na única pisada endossada neste livro – a pisada com a parte da frente do pé –, vamos definir todas as três:

- Pisada com o calcanhar: pisar primeiro com o calcanhar.
- Pisada com o meio do pé: pisar simultaneamente e com peso igual sobre o calcanhar e a frente do pé. Às vezes, é chamada de "pisada de pé chato". Nas clínicas do Método Pose, nós a chamamos de "pisada do unicórnio", porque as análises de vídeo dizem que isso raramente acontece, embora corredores afirmem o contrário. (Vide a discussão anterior sobre percepção.)
- Pisada frontal: pisar com a parte da frente do pé.

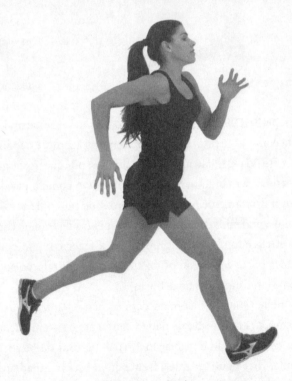

pisada com o calcanhar

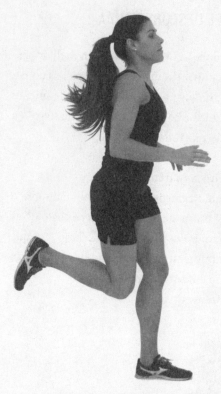 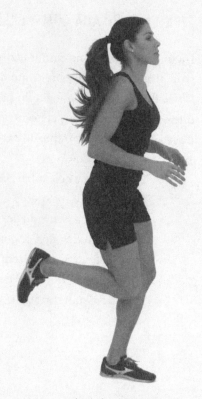

pisada com o meio do pé   pisada frontal

Deixe-me repetir: a pisada com a frente do pé é a única natural para um corredor. Não importa como você pisa, cair para a frente só acontece depois que mudamos a pisada para a frente do pé. Então a questão é simples: por que postergar um elemento necessário da corrida, perdendo tempo com um desvio como a pisada de calcanhar, quando podemos ir diretamente para o nosso próximo ponto de ação? Como a maioria dos movimentos, podemos dividi-lo numa sequência de *frames*, como num filme.

Frame de início: Conforme se prepara para fazer contato com o chão, o pé supina levemente (a parte de fora do pé faz um ângulo em relação ao chão e o dedão se ergue levemente em direção às doze horas).

Frame do meio: Quando o contato com o chão é feito, o pé rola para dentro, fazendo uma pronação em direção ao dedão conforme o sistema de mola se contrai. (Sim, um pouco de supinação e pronação é parte natural da pisada. Na ilustração da página seguinte, você pode ver que a frente do pé está inclinada para o lado num ângulo com o chão.)

Frame final: A mola se estende e o peso do corpo sai da frente do pé e do dedão.

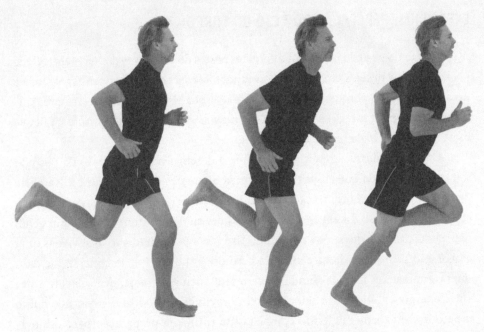

Sequência de frames para a pisada frontal.

A conclusão: Além de absorver o choque do peso do corpo, pisar com a frente do pé aciona o sistema elástico de músculos e tendões, diminuindo o impacto e o gasto de energia, enquanto ajuda a propeli-lo para a próxima passada. A pisada com o calcanhar, por outro lado, tira esse belo sistema evolutivo da equação, e o tornozelo, o joelho e os quadris têm de absorver o impacto da corrida. O resultado: uma taxa inaceitavelmente alta de lesões.

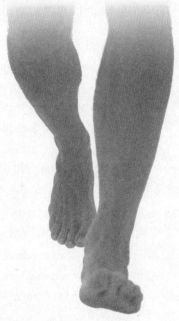

Ângulo natural do pé antes do contato com o chão.

EXERCÍCIOS: PERCEPÇÃO DO PESO DO CORPO

A colocação do peso do corpo em diferentes partes do seu pé revela sua mentalidade – sua atitude e desejos em relação ao mundo. Se está sobre os calcanhares, você é uma pessoa velha porque não quer se mover, e sua fisiologia reflete essa mentalidade. Se está na frente do pé, você é uma pessoa jovem, pois está pronto e quer se mover, e sua fisiologia reflete esses desejos.

O objetivo desses exercícios é ajudá-lo a desenvolver a percepção do peso do seu corpo à medida que ele se transfere para diferentes partes do seu pé. Na parte de Preparação da Concentração do seu diário, observe que você vem explorando como aplicar o peso do seu corpo e como os pés ajudam a aliviar o peso. Em geral, não há necessidade de pensar sobre tudo isso – seu pé faz isso por você –, mas uma exploração consciente da mecânica do peso do corpo em funcionamento lhe dará uma compreensão mais profunda sobre o seu sistema de mola, que sustenta e devolve energia cinética para seu corpo em movimento. Continue pensando sobre o peso do seu corpo enquanto completa sua rotina de preparação para o movimento. Tente ser consciente de como seus músculos, ossos, tendões e ligamentos estão sustentando e movendo seu peso.

Exercício de percepção do peso do corpo 1

O objetivo aqui é aumentar a percepção de onde você sente o peso do corpo nos pés. No final, você deve ser capaz de detectar mudanças rápidas e sutis.

1. Descalço, assuma a posição de elasticidade, sentindo uma prontidão em seu corpo para se mover em qualquer direção.

2. Lentamente, mova o peso do seu corpo em torno dos pés, da frente para trás, de um lado para o outro e em movimentos circulares (como o ponteiro de um relógio).

3. Agora, restrinja a colocação do peso do corpo em lugares específicos de pressão nos seus pés:

A. a frente do pé
B. os calcanhares
C. peso igual nos calcanhares e na frente

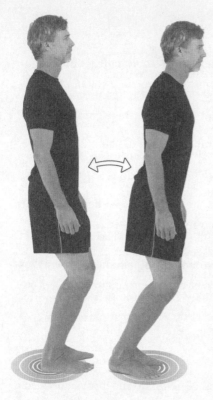

percepção do peso do corpo

D. a parte de fora dos pés
E. a parte de dentro dos pés

4. Recoloque o peso na posição ideal: a parte da frente dos pés.

5. Repita os movimentos, gradualmente aumentando a velocidade de transferência de peso.

Exercício de percepção do peso do corpo 2

1. Descalço, assuma a posição de elasticidade: seu corpo está pronto para se mover em qualquer direção.

2. Comece a correr suavemente no lugar, sentindo a ação de mola nos seus pés e registrando cada pisada.

3. Note qual parte do seu pé faz contato – calcanhar, meio do pé, frente do pé? (Quase todo mundo pisa com a parte frontal do pé quando corre no lugar. Se você estiver pisando com o calcanhar, ligue para a emergência.)

4. Onde em relação ao resto do corpo seus pés fazem contato? Diretamente embaixo do seu corpo? Na frente dele? Atrás?

5. Siga a sensação de cada pisada por todo o seu corpo: tornozelos, joelhos, quadris.

6. Perceba seu corpo inteiro no espaço: seu alinhamento, sua postura de corrida, e como ela muda ou permanece a mesma em diferentes fases. Seus ombros estão encolhidos? Qual a posição da sua cabeça?

7. Mude a posição da parte de cima do corpo: vertical, inclinando-se para a frente, inclinando-se para trás. Registre qual posição parece ideal para correr.

TREINO

Esse treino não é fisicamente desafiador. É apenas para fazê-lo entrar em contato com seus pés. Repita-o sempre que sentir que precisa se recentrar e voltar a ter contato com o peso do seu corpo e sua prontidão.

1. Complete a seção de preparação da concentração em seu diário.

2. Passe da sua postura normal em pé para a posição de elasticidade. Cheque o alinhamento. Continue a praticar essa mudança até que a posição de elasticidade seja precisa e intuitiva. Repita essa transição no mínimo cinco vezes.

3. Complete os exercícios de percepção do peso do corpo pelo menos três vezes sempre que se dedicar à Lição Um. Você pode fazer o primeiro quando estiver parado numa fila ou tiver alguns momentos livres.

4. Recrute um amigo para filmá-lo.

5. Saia para uma corrida curta, de 1 a 2 minutos, registrando sua forma em vídeo.

6. Para sua rotina de força, faça oito repetições de cada exercício.

7. Complete uma revisão pós-sessão no seu diário de corrida. Não se estresse para ser profundo toda vez que você se senta para escrever, mas certifique-se de anotar alguns pensamentos sobre a sessão. Também é a melhor hora para escrever seus objetivos para o próximo treino. Reveja-os como uma forma de se preparar para aquela sessão.

LIÇÃO DOIS

A pose de corrida

Nesta lição você será apresentado à pose de corrida. Os outros dois *frames* são construídos a partir deste *frame*. Como mencionado anteriormente, um *frame* é como o *frame* de um filme que captura um movimento-chave numa sequência dinâmica. É um instante no tempo.

Com o conceito de pose de corrida, abandonamos a ideia convencional que diz que não há um padrão universal para a corrida ideal, que vê a corrida como um estilo individual, em que cada um corre da forma que sente que é melhor para si – pisando com o calcanhar ou não. Por outro lado, eu argumento que há uma estrutura biomecânica universal para correr. A pose de corrida é um dos três elementos *invariáveis* da corrida – os elementos fundamentais pelos quais cada corpo humano passa quando corre. Esses elementos são a pose de corrida, a queda e a puxada. Grandes corredores os executam com eficácia e corredores médios nem tanto, mas todos nos valemos desses elementos. As três faixas de filme mais adiante mostram, *frame* a *frame*, como corredores de elite e corredores recreativos movendo-se em diferentes velocidades – rápido, médio, devagar – passam pela pose de corrida. Em cada faixa de filme, a pose de corrida é destacada. Você pode ver que não importa a velocidade ou a experiência do corredor, todos passam pela pose de corrida.

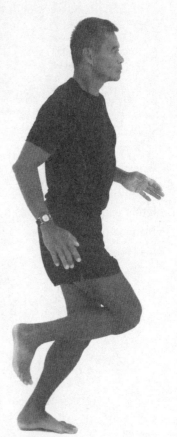

a pose de corrida

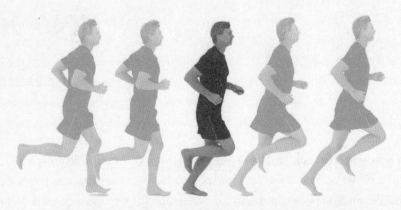

a pose de corrida destacada numa sequência de corrida de velocidade

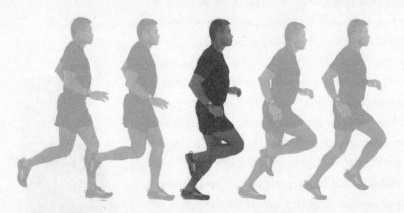

a pose de corrida destacada numa sequência de corrida

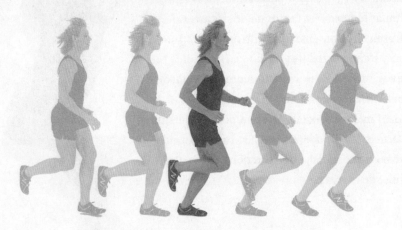

a pose de corrida destacada numa sequência de jogging

A pose de corrida é o momento em que o peso total do seu corpo, combinado com o peso adicional criado pela velocidade da sua corrida, encontra o solo. Essa posição é a mesma que sua posição de elasticidade, exceto pelo fato de que é em uma perna, e representa o potencial máximo de energia do corpo para acelerar, como uma bola na beira de uma mesa ou no topo de uma montanha. Estabilidade e alinhamento nessa posição são essenciais se você quer maximizar esse potencial.

TÉCNICA: ENTRANDO NA POSE DE CORRIDA

1. Fique em posição de elasticidade.

2. Puxe o pé direito sob os quadris, de forma que seu tornozelo direito esteja alinhado com seu joelho esquerdo, fazendo o formato do número 4 com a parte de baixo do seu corpo.

3. Levante seu braço esquerdo para contrabalancear.

4. Na sua perna de apoio, transfira o peso para a frente do pé, com o calcanhar tocando levemente o chão.

5. Dobre o joelho de sua perna de apoio de forma que ele fique diretamente acima dos dedos dos pés.

6. Flexione os quadris de apoio levemente – eles devem estar diretamente acima da frente do pé, enquanto seus ombros estão diretamente acima dos quadris.

Se você estiver na pose de corrida adequada, uma linha reta pode ser desenhada da frente do seu pé de apoio através dos quadris e da articulação do ombro até a cabeça. Você deve se sentir prestes a cair, até desejando cair – as razões para isso serão expostas na próxima lição. Por enquanto, você simplesmente tem de confiar em mim.

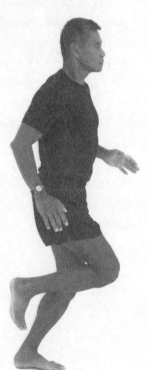

entrando na pose de corrida

EXERCÍCIOS: A POSE DE CORRIDA

O objetivo desses exercícios é incorporar a posição da pose em sua mente e em seu corpo, aumentando a percepção de onde você sente o peso do corpo nos pés, e cultivando o equilíbrio. Por fim, você deverá ser capaz de detectar mudanças rápidas e sutis sem variar muito sua posição.

Exercício de percepção do peso do corpo na pose de corrida

1. Faça a pose de corrida.

2. Sinta a pressão na frente do pé, notando como a pose de corrida não é o mesmo que ficar de pé com as duas pernas. Você sente algum elo frágil na sua corrente de alinhamento?

3. Transfira a pressão em torno do seu pé de apoio: seus dedos, calcanhar, com peso igual no calcanhar e na frente do pé, com peso na parte de dentro do pé. Que músculos você sente se ativar com cada mudança?

4. Agora coloque o peso do corpo na posição ideal, na frente do seu pé.

5. Mude o pé de apoio e repita o movimento, observando se sente que uma perna é diferente da outra.

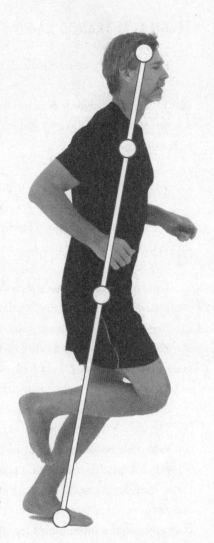

Na pose de corrida, uma linha reta pode ser desenhada da frente do seu pé de apoio, passando pelos quadris e pela articulação do ombro, até a cabeça.

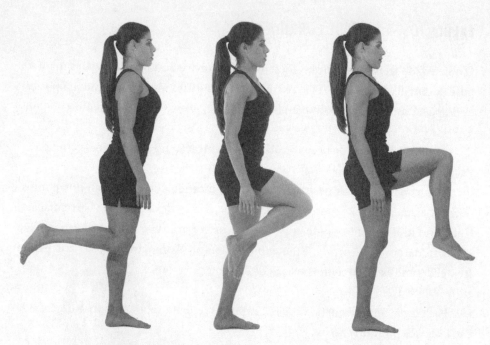

A foto do meio ilustra a posição apropriada da perna para a pose de corrida.

Exercício de sustentar a pose

1. Fique em pose de corrida.

2. Certifique-se de que você não está puxando para trás, ou levantando o joelho para fora na frente. A pose de corrida correta (ilustração do meio) é com o pé sob os quadris.

3. Sinta a pressão na parte da frente do pé.

4. Sustente a pose de corrida por 10 a 20 segundos, usando o equilíbrio em vez do esforço muscular para manter a pressão sobre a frente do pé. Se você perder o equilíbrio, suavemente leve a pressão de volta para a frente do pé.

5. Repita com o movimento, agora com a outra perna.

TREINO

O objetivo do treino desta lição é desenvolver a força e a coordenação para manter a pose de corrida apropriada. Não passe para a Lição Três antes de dominar a posição e completar as três sequências com facilidade.

1. Complete o trecho de preparação da concentração no seu diário de corrida.

2. Faça três sequências de sustentar a pose, focando sua percepção nos pontos-chave da sua posição de força: a frente do pé, a leve flexão nas suas articulações. Cheque o alinhamento desde o pé até a cabeça para desenvolver uma sensação intuitiva da pose de corrida. Mantenha a intenção de movimento, de cair para a frente, mesmo estando numa posição de sustentação estática.

3. Faça uma corrida curta, de 1 a 2 minutos, e tente replicar a pose de corrida cada vez que pisar no chão.

4. Para fortalecer sua rotina, repita cada exercício oito vezes.

5. Complete a revisão pós-sessão no seu diário de corrida, registrando suas observações sobre sua experiência com a pose de corrida. Foi diferente de simplesmente estar parado sobre duas pernas? Você teve dificuldades para manter o equilíbrio e o alinhamento? Que músculos são mais fortes e quais são os mais fracos quando você muda a pressão no pé e quando sustenta a posição de pose? Quais são seus objetivos para a próxima sessão de treinamento?

LIÇÃO TRÊS

Queda

Não importa quão louco isso soe, a corrida natural é como queda livre. Você cai e se levanta o tempo todo. A chave para cair – sem desmoronar – é utilizar o poder da gravidade para dirigir seu movimento para a frente.

A gravidade afeta cada movimento que você faz. Sem gravidade, você flutuaria na atmosfera. A cada salto você experimenta a gravidade. Ela o puxa de volta para o chão numa linha vertical, como quando você deixa uma bola cair. Ao cair para a frente, a gravidade é o vetor de força para baixo que age sobre o torque do seu corpo – indiscutivelmente o conceito de física mais crucial no cerne do Método Pose.

O torque gravitacional acontece quando seus quadris (seu centro geral de massa) passam do seu pé de apoio (seu eixo de rotação, em linguagem física). Imagine um pino de boliche equilibrado no chão. Se você lentamente empurrá-lo para a frente, haverá um momento em que seu centro geral de massa sairá da base de apoio e ele cairá para a frente – não por causa do empurrão lateral, mas por causa da força da gravidade para baixo que agora age sobre o centro de massa do pino. Sua capacidade de usar o torque gravitacional para cair para a frente é a chave para a corrida rápida e eficiente.

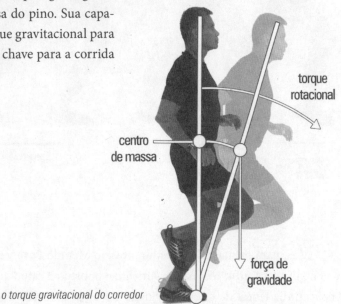

o torque gravitacional do corredor

Essa afirmação vai contra o pensamento convencional de que a velocidade de um corredor e sua locomoção para a frente são produto da extensão ativa das pernas e da força dos joelhos – por muito tempo se considerou que a atividade muscular desencadeava a fase propulsiva da corrida.

Então veio uma equipe de pesquisadores da Universidade Penn State (McClay, Lake e Cavanagh), que em 1990 confrontaram essa afirmação diretamente. Eles usaram sensores eletromiográficos para testar a ativação do músculo durante a corrida. Os resultados definitivos do estudo revelaram que os músculos extensores (os grandes quadríceps da coxa) *não* se ativavam durante a fase de impulso da corrida. Esses eram músculos que os pesquisadores achavam que seriam os *mais* ativos durante a fase de empurrar o chão – e, em vez disso, eles não eram ativados. Muitos coçaram a cabeça, confusos: os resultados inquestionáveis do estudo não cabiam no paradigma aceito sobre o impulso com as pernas ao correr, então o resultado do estudo foi rotulado de paradoxo extensor. O próprio nome ilustra como isso deixou os cientistas esportivos e técnicos perplexos por mais de vinte anos.

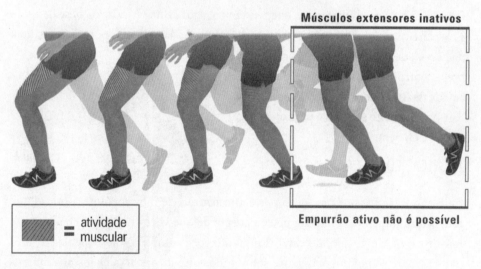

estudo do paradoxo extensor

Mas, para mim e outros estudantes do Método Pose, essa pesquisa não causou nenhuma confusão. Fez exatamente o oposto. O estudo da Penn State confirmou minha teoria de que a gravidade é a força mais eficiente e poderosa para o movimento para a frente. Assim, quando você começa a cair da pose de corrida, o corpo automaticamente aciona o quadríceps. O peso do seu próprio corpo e o ângulo da sua queda – seu torque – fornecem propulsão para a frente, fazendo com que os quadríceps se inativem, como mostraram os dados eletromiográficos.

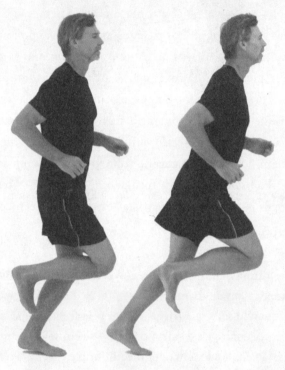

fase da queda

TÉCNICA: COMO CAIR

Cair não é fácil. Você tem de superar um padrão de movimento e a noção que está profundamente arraigada no seu corpo: de que você empurra o chão para se mover para a frente quando corre. Enquanto você completa sua sequência de preparação para o movimento, pense sobre todos os padrões arraigados nos músculos que o impelem para a frente ao correr. Conforme você move suas articulações por uma amplitude total de movimento e relaxa os músculos durante a rotina de flexibilidade, tente imaginar como esses músculos estão engajados na sua corrida. Você está prestes a revolucionar esses padrões com uma nova forma de correr.

Eis a nova forma:

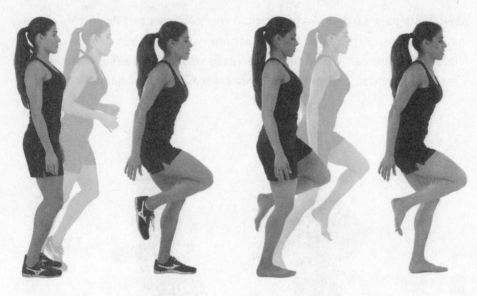

Queda livre para a pose de corrida   *Queda livre na pose de corrida e mudança de apoio*

1. Fique na posição de elasticidade.

2. Mantendo o alinhamento, comece a mover seus quadris (seu centro geral de massa) para a frente além da dianteira do seu pé (seu ponto de apoio). Haverá um ponto de virada quando seus quadris passarem pela frente do pé: seus calcanhares sairão do chão e você começará a cair. Concentre-se em soltar os músculos de estabilização que o estão ajudando a manter o equilíbrio e caia para a frente em queda livre. Deixe seu corpo inteiro cair como uma unidade.

3. Agora você tem duas escolhas conforme a gravidade assume o comando. Cair de cara no chão ou levar uma das suas pernas para a frente e impedir a queda. Recomendo levar uma perna para a frente. É como o jogo da confiança em que você cai para trás e seu parceiro o pega, sem deixá-lo cair no chão, mas nesse caso é você quem se segura.

4. Siga o mesmo procedimento, mas a partir da pose de corrida. Deixe seu corpo cair como uma unidade na pose de corrida sobre o seu ponto de apoio (a frente do pé), de forma a manter sua linha postural enquanto cai. Tente aumentar sua percepção de cair e soltar.

EXERCÍCIOS: QUEDA

Estes exercícios de queda são para a percepção. Você precisa abandonar a ideia de usar os músculos para se impulsionar para a frente e aceitar a ideia da queda livre.

Exercício de queda na parede na posição de elasticidade

1. Entre em posição de elasticidade. Fique a cerca de 1 metro da parede, de frente para ela.

2. Prepare-se para cair.

3. Caia, movendo seus quadris para a frente do seu ponto de apoio, a dianteira do pé. Mantenha a posição de elasticidade enquanto você cai para a frente, com os tornozelos soltos.

4. Apoie-se com as mãos. Ao se apoiar, seus quadris devem continuar estáveis e não devem se mover para a frente. Quando a parte de cima do corpo impede a queda livre, seus quadris também devem parar.

5. Repita o movimento até ficar confortável soltando e caindo.

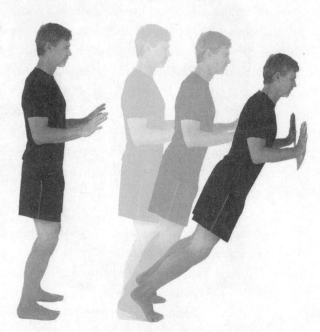

exercício de queda na parede na posição de elasticidade

Exercício de queda na parede a partir da pose de corrida

1. Faça a pose de corrida. Fique a 1 metro de distância da parede, de frente para ela.

2. Prepare-se para cair. Estenda os braços na altura dos ombros para evitar a queda.

3. Caia movendo seus quadris para a frente do seu ponto de apoio, a parte dianteira do pé. Mantenha a pose de corrida enquanto você cai para a frente e mantém seu tornozelo de apoio relaxado.

4. Segure-se com as mãos. Lembre-se de que, quando a parte de cima do seu corpo parar de cair, seus quadris também devem parar.

5. Repita o movimento com a outra perna usando-a como perna de apoio.

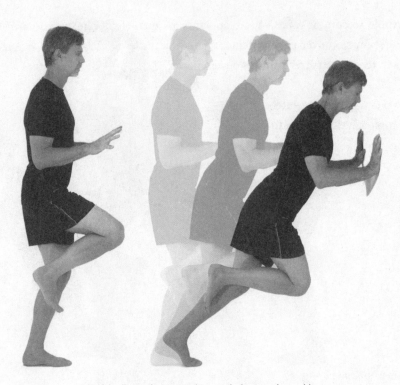

exercício de queda na parede a partir da pose de corrida

Exercício da madeira 1

1. Faça a pose de corrida.

2. Deixe seu corpo cair como uma árvore – madeira! Como sempre, mantenha a pose de corrida à medida que cai para a frente, mantendo seu tornozelo de apoio relaxado.

3. Impeça a queda com o outro pé, pisando com a frente do pé e com os quadris estáveis. Eles não devem continuar se movendo para a frente.

4. Levante o outro pé na pose de corrida.

5. Repita o movimento com a outra perna.

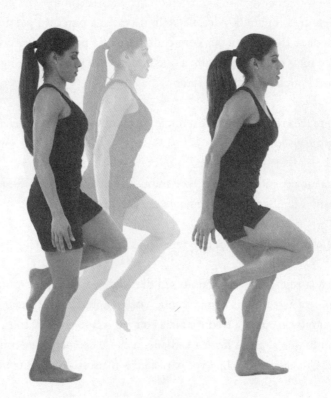

exercício da madeira

TREINO

O treino da Lição Três se resume a incorporar a sensação de queda no seu corpo. A persistência é a chave, e para conseguir isso você vai rever todos os exercícios que dominou nas lições anteriores, bem como na Lição Três. A partir de agora, os treinos de cada lição incluirão uma série cumulativa de exercícios.

1. Complete o segmento de Preparação da Concentração do seu diário de corrida.

2. Complete todos os três exercícios de percepção do peso do corpo – posição de elasticidade, correr no lugar e posição da pose.

3. Faça o exercício de sustentar a pose por 20 segundos com cada perna, por três vezes.

4. Complete três repetições do exercício de cair na parede a partir da posição de elasticidade, e três repetições com cada perna da pose de corrida. À medida que você fica mais confortável com a queda, mova-se para mais longe da parede para tornar o exercício mais desafiador.

5. Complete três repetições do exercício da madeira em cada perna de suporte a partir da pose de corrida.

6. Saia para uma corrida curta, de 1 a 2 minutos, e tente pisar em pose a cada passo. Você precisará trabalhar conscientemente seu desejo de cair cada vez que corre.

7. Para sua rotina de força, faça oito repetições de cada exercício.

8. Complete a revisão pós-sessão no seu diário de corrida, registrando suas observações sobre a arte de cair para a frente. Você manteve a integridade da pose de corrida enquanto caía para a frente e fazia contato com o chão? Pisou com a frente do pé? Permitiu que a queda fosse a verdadeira causa de você pisar com a parte da frente do pé? Quais são seus objetivos para a próxima sessão de treinamento?

LIÇÃO QUATRO

A puxada

Nesta lição você entrará na fase que separa a corrida da caminhada: a fase de voo, quando ambos os pés estão fora do chão. Enquanto o pensamento convencional ditava que a força que impulsiona um corredor para a frente na fase de voo requeria *empurrar* o chão, eu sustento que a forma natural de correr requer exatamente o oposto. Você consegue voar *puxando* seu pé de apoio do chão no fim da fase de queda, antes que o pé da frente pise novamente na pose de corrida. Você puxa para a pose a fim de cair, para então puxar de novo. A pose é o alvo da puxada.

Há vários mecanismos em funcionamento para romper o contato com o chão e nos levar à fase de voo. O primeiro é a elasticidade ou o efeito de mola, produzido por uma ação de aliviar o peso (ação de balanço) dos ombros, braços e perna. O segundo acontece durante a queda para a frente, quando a pressão sobre o chão se dissipa à medida que o peso do corpo muda de apoio.

TÉCNICA

Puxar é simplesmente a ação de levantar seu pé de apoio do chão diretamente sob seus quadris, de preferência quando sua perna que não serve de apoio passa pela perna de apoio e começa sua descida em direção ao chão para impedir sua queda. Essa ação o lança para a fase de voo, quando ambas as pernas estão fora do chão.

a fase da puxada

Eis a sequência básica da perna da puxada:

1. Mantendo uma posição neutra (sem apontar para cima nem para baixo), traga seu pé para cima diretamente sob os quadris, não na frente ou atrás.

2. À medida que você continua caindo para a frente, mantenha o alinhamento da pose, e este pé naturalmente se move para impedir a queda.

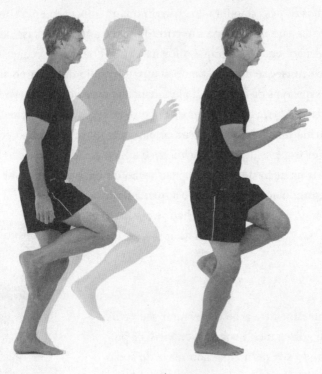

puxada

EXERCÍCIO DA MUDANÇA DE APOIO

Este é um exercício desafiador porque será preciso mudar o apoio de uma perna para a outra a partir de uma posição estacionária. Quando está correndo, você tem a ajuda da gravidade (queda) e o *momentum* para ajudá-lo a mudar o apoio na sua passada seguinte. O objetivo de todos os exercícios é apresentar desafios que aumentem sua percepção e que seus músculos melhorem sua corrida. Então os exercícios não são o mesmo que correr, assim como praticar escalas no piano não é o mesmo que tocar uma composição de Bach – mas praticar as escalas ajuda. No começo, se tiver dificuldade com este exercício, você pode dobrar um pouco o joelho de sua perna de apoio para carregar a articulação e os músculos para ajudá-lo a iniciar o movimento de puxada. Faça isso com um pé por vez, concentrando-se em centrar o peso do corpo na frente do pé quando você pisa. (Não corra simplesmente no lugar!)

1. Comece na pose de corrida na sua perna esquerda, concentrando-se em como você levantará seu pé esquerdo do chão e sob os quadris antes que o outro pé caia.

2. Balance sua perna direita para a frente enquanto você cai.

3. Quando seu pé direito passar por sua perna esquerda, levante seu pé esquerdo sob os quadris enquanto o pé direito ainda estiver no ar, transferindo seu peso para a perna direita a fim de impedir a queda. Conforme você muda de apoio, levante os ombros para ajudar a aliviar o peso do corpo.

4. Deixando sua perna direita cair naturalmente no chão sem esforço muscular, pise com a frente do pé na perfeita posição de pose.

5. Repita o movimento com a outra perna, puxando o pé direito sob os quadris, transferindo o peso, e pisando com o pé esquerdo na posição de pose perfeita.

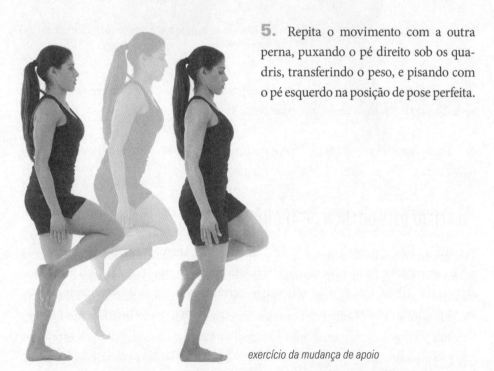

exercício da mudança de apoio

TREINO

1. Complete a seção de Preparação da Concentração no seu diário de corrida.

2. Complete todos os três exercícios de percepção do peso do corpo – posição de elasticidade, correr no lugar e a pose de corrida.

3. Faça o exercício de sustentar a pose por 20 segundos com cada perna, por três vezes.

4. Complete três repetições do exercício de cair na parede a partir da posição de elasticidade, e três repetições em cada perna a partir da pose de corrida, afastando--se mais da parede para se desafiar.

5. Complete três repetições do exercício da madeira em cada perna de apoio a partir da posição de pose. Para variar, erga seu pé – que não o de apoio – a diferentes níveis em relação ao – aí sim – seu pé de apoio: tornozelos, meio da panturrilha, joelho.

6. Complete dez repetições do exercício de mudança de apoio, descansando 30 segundos entre elas.

7. Saia para uma corrida curta (1 a 2 minutos), concentrando-se na puxada e na sensação do novo padrão de movimento no seu corpo.

8. Para sua rotina de força, aumente seu volume para dez repetições de cada exercício.

9. Complete a revisão pós-sessão no seu diário de corrida, registrando suas observações sobre seu sucesso com a fase da puxada da corrida. Sua perna de apoio deixou o chão, puxando para cima, antes que o outro pé caísse no chão? Sua perna que estava no ar caiu no chão sem esforço muscular (deixando a gravidade fazer o trabalho)? Como você superou a inércia (sem a ajuda da gravidade ou *momentum*) para mudar de apoio? Quais são seus objetivos para a próxima sessão de treinamento?

LIÇÃO CINCO

Integrando os *frames*

No passado, quando você pensava em corrida, provavelmente imaginava sua rota, a distância e a velocidade. Então, durante a corrida, você deixava o ruído tomar conta de sua cabeça – trabalho, jantar, problemas de relacionamento etc. Ou ligava seu iPod. Mas, como já mencionei no início deste livro, para dominar um novo método, é preciso estar em sintonia com o seu processo de corrida. Nesta lição, veremos elementos específicos nos quais concentrar sua mente enquanto corre.

ANATOMIA DE UMA PASSADA

Tradicionalmente, correr foi definido pelo trabalho de Geoffrey Dyson como apoio, impulso e recuperação. Por outro lado, o paradigma do Método Pose para a corrida é: pose, queda, puxada. Nas lições passadas, você vem aprendendo essa técnica um elemento por vez. Agora chegou a hora de juntar tudo.

A ilustração a seguir mostra vários elementos da corrida *frame* a *frame*, tanto os elementos invariáveis que todos os corredores utilizam como as ineficiências variáveis que muitos corredores acrescentam enquanto correm.

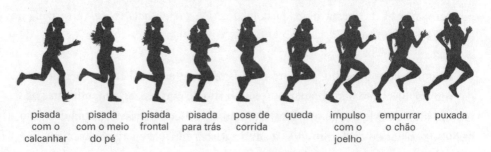

Anatomia de uma passada

1. **Pisada com o calcanhar:** Você pode pisar com o calcanhar, mas essa não é a posição ideal, e é a maior causa de lesões por vários motivos: supinação e pronação excessivas; articulações travadas no tornozelo, no joelho e nos quadris; maior tempo de apoio no chão.

2. **Pisada com o meio do pé:** Melhor do que com o calcanhar – se você de fato está realizando essa elusiva pisada com o meio do pé –, mas ainda assim resulta em seu pé pisar à frente do seu corpo, o que implica um excesso de desgaste no joelho e um efeito de freio na sua corrida.

3. **Pisada frontal:** A pisada preferida pelo Método Pose, que distribui a força do impacto nos seus músculos e tendões, em vez de travar articulações, resultando em mínimo tempo de apoio no chão e máxima elasticidade em suas pernas.

4. **Pisada para trás:** Esse conceito vem do campo da corrida de velocidade; é mecanicamente impossível atingir os resultados pisando no chão mais forte do que o necessário, potencialmente levando a lesões.

5. **Pose de corrida:** Em determinado momento de sua passada, você estará na pose de corrida – de preferência pisando com a frente do pé –, não importa se sua técnica é boa ou ruim.

6. **Queda:** Seja desperdiçando energia ao empurrar o chão, seja conservando energia ao deixar que a gravidade faça seu trabalho no seu corpo, este é outro aspecto invariável da forma de cada corredor. De preferência, você cairá para a frente a fim de se mover.

7. **Impulso com o joelho:** Embora muitos técnicos aconselhem os corredores a dar um impulso com o joelho para a frente, a fim de maximizar o movimento, isso na verdade desacelera o centro geral de massa para compensar o impulso para a frente, desgastando os flexores dos quadris e desperdiçando energia muscular.

8. **Empurrar o chão:** Como o impulso com o joelho, empurrar desperdiça energia, aumentando o movimento vertical do corredor mas fornecendo pouco movimento para a frente. Além disso, os músculos em torno do tornozelo que fornecem extensão para empurrar estão entre os mais lentos do corpo.

9. Puxada: Outra fase que é uma parte invariável da forma de cada corredor. Uma puxada no momento certo e na posição correta é o segredo para correr por mais tempo e mais rápido.

TÉCNICA

Para juntar todas as fases – pose, queda e puxada – numa passada suave e eficiente, você precisará aperfeiçoar suas habilidades de percepção até a perfeição. Mas não espere perfeição nesse estágio. É comum se sentir um pouco confuso ou até com dúvida sobre a nova técnica que você está aplicando à sua forma. E é difícil deixar velhos hábitos.

Vamos retornar às três fases da corrida que encontramos no início deste livro. A seguir estão os marcadores visuais fáceis de identificar de uma passada. Estude esse gráfico até que as imagens se formem na sua mente.

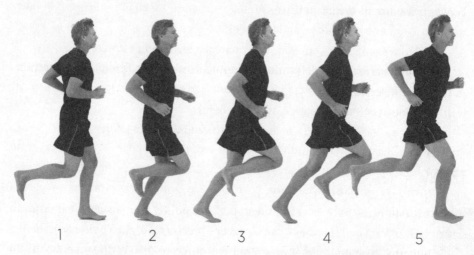

1. Contato inicial. 2. Pose de corrida. 3. O calcanhar se levanta à medida que o corpo começa a cair. 4. A queda termina quando o pé que está no ar passa a perna de apoio e a outra perna é puxada para cima. 5. Fase de voo.

EXERCÍCIO DE PASSADA CORPO-MENTE

1. Corra por 30 a 60 segundos, dependendo do seu nível de condicionamento.

2. Ande por 60 segundos, fazendo-se as seguintes perguntas:

- **Como eu sinto meu *frame* de pose?** Eu sinto pressão na frente do pé de apoio? Estou com o outro pé sob os quadris?
- **Como eu sinto meu *frame* de queda?** Sinto tensão no tornozelo? Sinto um movimento para a frente sem esforço através da sensação de cair? Sinto essa ação de queda levar a um movimento natural como o de uma bola rolando?
- **Como eu sinto meu *frame* de puxada?** Sinto meu pé que está no ar ser puxado diretamente sob meus quadris antes que o outro pé pise no chão?

3. Se você estiver com dificuldades com qualquer um desses elementos-chave, faça um exercício para aquele *frame*.

4. Passe diretamente para uma corrida de 30 segundos.

5. Sob novo título no seu diário, tome notas específicas sobre como se sentiu, concentrando-se na crítica positiva:

- Houve momentos em que correr pareceu leve e sem esforço?
- Houve uma série de passadas em que sentiu estar fazendo tudo tecnicamente certo?
- O que você sente quando está indo bem?
- O que você sente quando está com dificuldades com a forma?

TREINO

A partir desta lição, você estará aumentando um pouco a intensidade e a duração do seu treino. Para evitar lesões e cansaço, você precisa ter alguns pontos em mente.

Primeiro, o objetivo deste programa é o processo, não o desempenho. Todo mundo começa num nível diferente de condicionamento, então faça o que for possível. Segundo, lembre-se de que leva tempo para construir seus hábitos mentais. Se sua mente vagar, traga-a de volta à tarefa. Se sua técnica ficar ruim, ande por um período mais longo para se concentrar antes de começar a correr de novo. Terceiro, e mais importante: se você se cansar, descanse até se recuperar. Se você sente que o que está fazendo o está machucando, então pare.

1. Complete o segmento de Preparação da Concentração no seu diário de corrida. Relembre as três poses ilustradas aqui anteriormente e faça algumas anotações sobre como as levará consigo para uma corrida.

2. Complete todos os três exercícios de percepção do peso do corpo – posição de elasticidade, correr no lugar e a pose de corrida.

3. Faça o exercício de sustentar a pose por 20 segundos com cada perna, por três vezes.

4. Complete três repetições do exercício de cair na parede a partir da posição de elasticidade e três repetições em cada perna a partir da pose de corrida, afastando-se mais da parede para se desafiar.

5. Complete três exercícios da madeira em cada perna de apoio a partir da pose de corrida, levantando seu pé – não o de apoio – a diferentes níveis em relação ao – aí sim – pé de apoio: tornozelo, meio da panturrilha, joelho.

6. Complete dez repetições do exercício de mudança de apoio, descansando 30 segundos entre elas.

7. Complete o exercício da passada corpo-mente, alternando de 30 a 60 segundos de corrida com 60 segundos de caminhada por um total de 10 minutos.

8. Para sua rotina de força, faça dez repetições de cada exercício.

9. Complete a revisão pós-sessão no seu diário de corrida, registrando suas observações e seus sentimentos sobre a integração da pose de corrida, queda e puxada na sua passada. Você ficou cansado ou experimentou alguma dor? Você divagou ou ficou mentalmente focado? Reavalie qualquer frustração. Quais são suas lições positivas? Quais são seus objetivos para a próxima sessão de treinamento?

LIÇÃO SEIS

O tendão de Aquiles

"Aquiles" deveria ser uma palavra feliz, não algo que dizemos com medo. Esqueça a conotação vulnerável da mitologia. Seu Aquiles *não é* um tendão frágil, e sua principal função *não é* ajudar o pé a empurrar na fase de impulso – ou seja, a menos que você queira desenvolver uma tendinite do tendão de Aquiles.

Na verdade, a principal função do tendão de Aquiles, o maior e mais robusto tendão do corpo, é absorver o impacto de pisar e soltar energia de volta para o seu movimento para a frente. Seu tecido longo e elástico conecta os músculos da panturrilha ao osso do calcanhar, guardando e liberando energia a cada passada. Ele pode facilmente suportar uma vida inteira de corrida se for utilizado de forma adequada.

Nesta lição, você aprenderá como isso se relaciona com a pisada frontal, bem como o papel-chave do seu tendão de Aquiles em ajudá-lo a tirar vantagem do fenômeno biomecânico chamado força de reação do solo (FRS).

A FRS ocorre quando seu pé faz contato com o solo e o chão o empurra de volta com força igual. Pense nisso como a versão dos corredores para a Terceira Lei de Newton: para cada ação há uma reação oposta e igual. Quanto maior seu ângulo de queda, maior sua FRS. Quando seu pé faz contato com o chão, seus músculos e tendões se estendem como a corda de um arco, absorvendo a FRS do impacto. Os músculos e tendões então se encolhem, liberando a energia absorvida de volta para sua passada, como uma flecha solta por um arco. Seu tendão de Aquiles está na raiz desse sistema de elasticidade músculo-tendão, que inclui outros tendões e ligamentos, como uma mola absorvendo choque.

Isso só acontece se a pisada for com a frente do pé. Se for com o calcanhar, não só se perde o brilhante design do seu corpo, que o ajuda a correr, mas também seu corpo é prejudicado, com um duplo impacto no seu calcanhar e na parte da frente do pé. O impacto no calcanhar é o mais prejudicial porque usa seu corpo como um martelo, descendo com impacto total de uma vez. A pisada frontal, por outro lado, é uma absorção mais lenta do impacto; daí uma liberação *como a de uma mola* para a próxima passada. Isso é representado no gráfico da página seguinte, que ilustra os efeitos da pisada com o calcanhar. A curva acentuada representa a pisada com o calcanhar e a curva mais suave mostra a pisada frontal.

No mundo da ciência do exercício, a elasticidade músculo-tendão também é chamada de ciclo de estiramento-encurtamento. Quando o sistema de elasticidade músculo-tendão é usado efetivamente para aproveitar a FRS, o custo de energia de correr pode ser reduzido em 50%. Em resumo, você usará menos energia e terá um desempenho melhor quando não utilizar demais os músculos na sua passada nem pisar com o calcanhar.

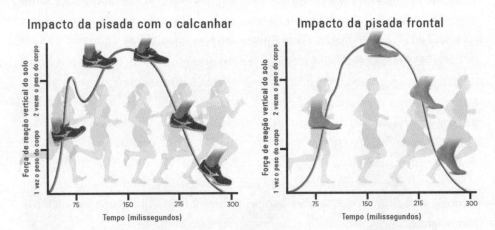

Força de reação do solo: pisada com o calcanhar versus pisada frontal

TÉCNICA: PISADA FRONTAL REVISITADA

Na Lição Um você aprendeu que, para aterrissar na pose de corrida apropriada, é preciso pisar com a frente do pé, com seu tornozelo sob os quadris, em vez de com o calcanhar primeiro e o pé bem à frente dos quadris. Porém, para tirar total vantagem da FRS e do sistema de elasticidade músculo-tendão em torno do seu tendão de Aquiles, há nuances na pisada frontal que precisam ser trabalhadas na sua técnica.

O mais importante é se lembrar de que a pisada frontal é uma consequência da queda, não um movimento ativo do seu pé contra o chão. Simplesmente substituir uma pisada ativa com o calcanhar por uma pisada ativa frontal não diminuirá o risco de lesão e você não estará correndo da melhor forma. Esse é um erro comum entre os corredores que correm descalços ou com tênis minimalistas, vítimas da concepção equivocada de que tudo será corrigido simplesmente pisando com a frente do pé.

Um truque para garantir que você está *pisando* em vez de *empurrando* é evitar a extensão total das suas articulações. Se estiver aterrissando na pose de corrida apropriada, sua perna de apoio formará uma curva em formato de S com seu torso e cabeça, e você terá menos chance de pisar no chão com o pé muito na frente do seu corpo.

Ao aterrissar, o contato deve ser rápido e silencioso. À medida que o tendão de Aquiles se estende para absorver a FRS, seu calcanhar deve descer para tocar o chão com um beijo leve, enquanto a maior parte do peso do seu corpo permanece na frente do pé à medida que os músculos e tendões se encolhem de novo e liberam seu pé de apoio para sair.

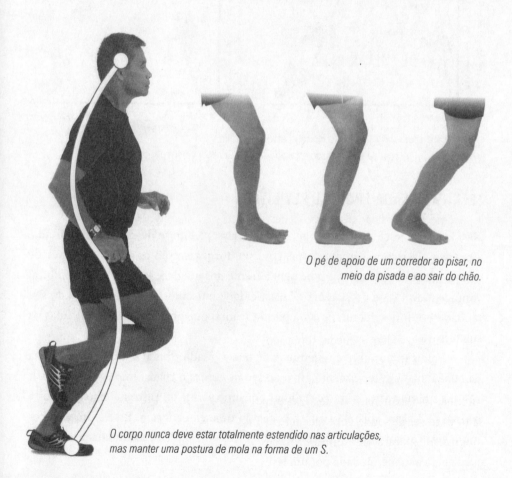

O pé de apoio de um corredor ao pisar, no meio da pisada e ao sair do chão.

O corpo nunca deve estar totalmente estendido nas articulações, mas manter uma postura de mola na forma de um S.

> **PREPARAÇÃO DA CONCENTRAÇÃO:**
> **EM BUSCA DO MEU PONTO DE CONFORTO**
>
> O que venho tentando descobrir ao longo destas lições é o que penso como meu ponto de conforto, a pisada perfeita e a posição do corpo perfeita. A pisada que faz parecer que meu pé e meu corpo são molas; que, quando eu piso, faz com que o impacto absorva energia e libere energia de volta para o meu movimento.
>
> Quando atinjo meu ponto de conforto, também utilizo a Terceira Lei de Newton da forma mais eficiente – para cada ação há uma reação igual e oposta. Isso é, para mim, a zona de corrida. Tudo se resume à técnica: fazer com que a corrida se desenrole sem esforço e não desgaste meu corpo.

EXERCÍCIO DE SALTAR PARA A FRENTE A PARTIR DA BASE

O objetivo é aumentar sua percepção de cair para a frente e evitar a queda como uma forma de aproveitar a força de reação do solo.

1. Comece na posição de elasticidade.

2. Desloque seus quadris (seu centro de gravidade) sobre sua base de apoio (seus pés) e caia para a frente.

3. Pule para evitar a queda, tomando cuidado para não empurrar com os dedos dos pés ou usar os músculos da panturrilha. Isso é diferente de realizar um salto para ver até onde você alcança. O movimento para a frente deve vir da queda para a frente, ajudado por um leve

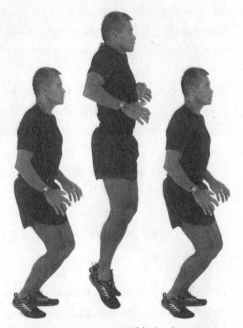

exercício de saltar para a frente a partir da base

erguer dos ombros quando você salta. Quanto mais acentuado for seu ângulo de queda antes de pular para evitá-la, maior será a distância coberta.

4. Caia pisando com a frente do pé, deixando seus calcanhares beijar o chão.

5. Repita uma série de saltos para a frente, certificando-se de que você sente o peso do corpo na parte da frente dos pés antes de passar para o próximo salto.

TREINO

1. Complete o segmento de Preparação da Concentração no seu diário de corrida.

2. Complete todos os três exercícios de percepção do peso do corpo – posição de elasticidade, correr no lugar e a pose de corrida.

3. Faça o exercício de sustentar a pose por 20 segundos, três vezes com cada perna.

4. Complete três repetições do exercício de cair na parede a partir da posição de elasticidade e três repetições com cada perna a partir da pose de corrida, afastando-se mais da parede para se desafiar.

5. Complete três repetições do exercício da madeira com cada perna a partir da posição de pose, levantando o pé que não dá apoio a diferentes níveis em relação ao seu pé de apoio: tornozelo, meio da panturrilha, joelho.

6. Complete dez repetições do exercício de mudança de apoio, descansando 30 segundos entre elas.

7. Complete de dez a vinte repetições do exercício de saltar para a frente a partir da base.

8. Alterne 30 a 60 segundos de corrida com 60 segundos de caminhada por um total de 10 minutos, passando pelas perguntas sobre *frame* do exercício de passada corpo-mente. Enquanto considera seu *frame* de pose, você pode sentir seu tendão de Aquiles absorvendo a FRS e soltando energia de volta para a sua passada?

9. Para sua rotina de força, complete dez repetições de cada exercício.

10. Complete a revisão pós-sessão de seu diário de corrida, registrando suas observações e seus sentimentos sobre a FRS na parte da frente do pé, no tendão de Aquiles e em outras partes do corpo. Reavalie qualquer frustração que tenha encarado. Você deslocou seus quadris (seu centro de gravidade) sobre sua base de apoio enquanto saltava? Seu movimento veio de cair para a frente? Como foi aumentar o ângulo de queda antes de saltar para a frente? Você manteve a pisada, fazendo contato com a frente do pé, deixando seus calcanhares beijar o chão? Quais são seus objetivos para a próxima sessão de treinamento?

LIÇÃO SETE

Frame da pose revisitado

Nesta lição, você colocará todo o *frame* da pose em movimento, integrando movimentos de ombros e braços e brincando com diferentes velocidades de corrida de forma que, não importa quão rápido vá, você aprenderá a atingir a pose de corrida a cada passo.

Mas primeiro vamos derrubar outra ideia de longa data sobre a forma da corrida: o papel dos braços para a aceleração. Enquanto os técnicos convencionais ditam que os ombros do corredor devem ficar para baixo e para trás, e que a função do movimento dos braços é aumentar a velocidade, o Método Pose dita que os ombros devem ficar soltos, subindo e descendo um pouco, ajudando-o a aliviar o peso do corpo a cada passo. A função dos braços é criar um contrapeso para suas pernas.

Vamos olhar para o corredor como um sistema mecânico. Nesse sistema, há um fluxo constante de energia das pernas, através do tronco, e para fora, pelos braços. Esse fluxo, ou transformação, de energia é significativo para o equilíbrio físico do corpo, e os braços desempenham um papel essencial para manter esse equilíbrio. Nesta semana você aumentará o número de saltos em sua rotina de preparação para o movimento de dez para quinze. Enquanto isso, preste atenção à forma como seus braços, seu tronco e suas pernas interagem.

Na progressão mecânica da corrida, a ação começa com o ato de cair para a frente, seguido imediatamente pela rápida mudança de apoio de uma perna para a outra. Como uma reação automática para manter o equilíbrio, o corpo acrescenta uma leve rotação do ombro, oposto à perna que dá apoio, ajudando assim a manter o equilíbrio. À medida que os ombros giram, há um movimento correspondente dos braços.

Nessa sequência de movimentos, os braços são basicamente o fim da linha. Na hierarquia desse sistema, isso significa que eles têm menos trabalho. Não significa que não são importantes, mas suas ações devem trabalhar em harmonia com o sistema. Se tentam fazer mais trabalho do que o sistema precisa, eles destroem a eficiência e a efetividade do movimento.

O papel dos braços, então, é ouvir as pernas e o corpo, e estar preparados para reagir a quaisquer mudanças em sua atividade, fazendo os ajustes necessários para manter o equilíbrio. Por exemplo, se você tropeça numa trilha acidentada, os braços instantânea e automaticamente fazem os ajustes para corrigir o equilíbrio e ajudá-lo a retornar à forma ideal. A menos que sejam chamados numa situação como essa, os braços estão sempre prontos, fazendo o mínimo possível para manter a forma perfeita e o equilíbrio.

Isso significa especificamente que você não os coloca para trabalhar movimentando-os exageradamente, tentando acelerá-los para mover-se mais rápido do que suas pernas, balançando-os na frente do corpo ou para cima até a altura dos ombros. Isso terá um efeito negativo recíproco no seu tronco, fazendo com que se mova desnecessariamente. Ao mesmo tempo, você não quer que os braços simplesmente pendam ao longo do corpo. Você quer que eles se movam em oposição às suas pernas, para contrabalanceá-las. O movimento deve ser uma consequência rítmica natural da sua velocidade e do movimento das pernas, não algo que você force.

Agora, em relação às pernas...

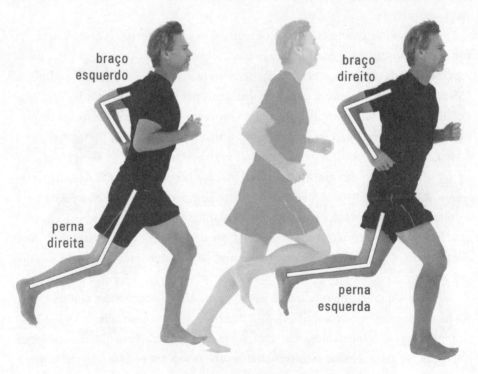

movimento rítmico natural dos braços

TÉCNICA: ATINGINDO A POSE DE CORRIDA PERFEITAMENTE A CADA VEZ

Para atingir a pose de corrida precisamente a cada passo, você precisa ser perceptivo e contrabalancear o movimento com seus braços e deixar seu tronco ereto, mantendo o formato de S da sua perna de apoio e do corpo. Você mantém esse formato de S enquanto se concentra em transferir o peso do corpo para a frente, para a perna que está no ar, e pisar com a frente do pé sob seus quadris a cada passo – tudo isso enquanto cultiva o desejo mental e a prontidão para cair.

EXERCÍCIO DE MUDANÇA DE APOIO COM MOVIMENTO PARA A FRENTE

Na Lição Quatro você trabalhou a mudança de apoio. Agora é hora de colocá-la em movimento.

1. Comece na pose de corrida sobre sua perna direita.

2. Concentre-se em mudar de apoio conforme movimenta seus quadris para a frente.

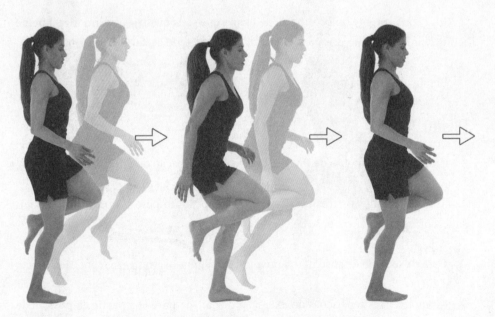

exercício de mudança de apoio com movimento para a frente

3. Caia para a frente, movendo seus quadris além do ponto de apoio (a frente do pé direito).

4. Levante seus ombros para ajudar a aliviar o peso do corpo conforme puxa sua perna direita sob os quadris, certificando-se de que suas pernas lembrem o número 4 de perfil.

5. Pise com a frente do pé esquerdo, deixando seu calcanhar beijar o chão, e então o levante novamente enquanto o sistema de elasticidade músculo-tendão se estende e se comprime para liberar energia. Seus quadris devem estar diretamente acima do pé de apoio e sua perna esquerda deve estar dobrada ligeiramente para formar um S com seu corpo.

6. Logo que registrar todo o seu peso corporal sobre a frente do pé esquerdo, caia para a frente, transferindo o peso do corpo para além da frente do pé.

7. Puxe seu pé esquerdo para cima sob os quadris, usando o braço direito para contrabalancear, conforme seu apoio se transfere para o pé direito.

8. Pise com a frente do pé direito, de forma que seus quadris estejam diretamente acima dele e sua perna direita esteja dobrada na metade de baixo em forma de S.

9. Repita a mudança de apoio, caindo para mover-se para a frente.

TREINO

1. Complete o segmento de Preparação da Concentração do seu diário de corrida.

2. Complete todos os três exercícios de percepção do peso – posição de elasticidade, correr no lugar e a pose de corrida.

3. Faça o exercício de sustentar a pose por 20 segundos, três vezes com cada perna.

4. Complete três repetições do exercício de cair na parede a partir da posição de elasticidade e três repetições com cada perna a partir da pose de corrida, afastando-se mais da parede para se desafiar.

5. Complete três repetições do exercício da madeira com cada perna de apoio a partir da posição da pose, erguendo seu pé a diferentes níveis em relação ao pé de apoio: tornozelo, meio da panturrilha, joelho.

6. Complete dez repetições do exercício de mudança de apoio, descansando 30 segundos entre elas.

7. Complete de dez a vinte repetições do exercício de saltar para a frente a partir da base, descanse por 30 a 60 segundos, e repita para um total de duas sequências.

8. Faça o exercício de mudança de apoio com movimento para a frente, dando quantas passadas conseguir, até experimentar uma melhora da técnica ou ficar sem espaço. Você não precisa usar mais de 10 metros por tentativa. Repita cinco vezes.

9. Alterne 30 a 60 segundos de corrida com 60 segundos de caminhada por um total de 10 minutos, pensando nas questões sobre *frame* do exercício de passada corpo-mente e dando atenção especial à pose de corrida e à mudança de apoio. Como seus ombros se sentem aliviando o peso do corpo? Você percebe como seus braços contrabalanceiam e deixam seu tronco ereto, mantendo um formato de S entre a perna de apoio e o corpo?

10. Para sua rotina de força, aumente para doze as repetições de cada exercício.

11. Complete a revisão pós-sessão no seu diário de corrida, registrando suas observações e sentimentos sobre a localização do peso do corpo e a posição de pose a cada pisada. Reavalie quaisquer frustrações que teve. O calcanhar do seu pé de apoio saiu do chão à medida que você caía para a frente? Você conseguiu sentir seu corpo caindo para a frente de uma pose de corrida para a próxima? Você sentiu a posição do seu pé que estava no ar? Ele estava fazendo o número 4? Quais são seus objetivos para a próxima sessão de treinamento?

LIÇÃO OITO

Frame da queda revisitado

Nesta lição, você aprenderá que a velocidade é uma consequência do ângulo de queda, não dos esforços musculares de empurrar o solo e levar o joelho à frente. Quanto maior o ângulo de queda, mais rápido você correrá.

As fotos a seguir mostram corredores se movendo em diferentes velocidades: corrida leve, corrida moderada e corrida de velocidade. Esses *frames* ilustram que a velocidade está diretamente relacionada com o ângulo de queda.

Quando quero calcular o ângulo de queda de um corredor, isolo o *frame* da queda e desenho um ponto de vértice onde a frente do pé toca o chão. A partir desse ponto, desenho uma linha vertical perpendicular ao solo e uma linha inclinada que conecta o vértice ao centro dos quadris do corredor.

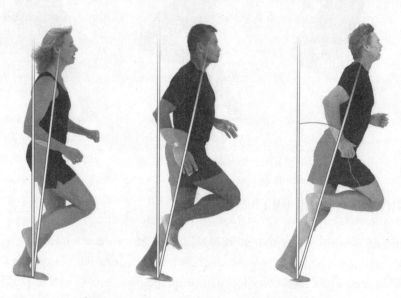

Quanto maior o ângulo de queda, mais rápida a corrida.

Usain Bolt é o cara mais rápido do mundo, e não é coincidência que seu ângulo de queda seja mais extremo. Na velocidade máxima, seu ângulo é de 21,4 graus. A 22,5 graus, as leis físicas da gravidade assumem o comando e é impossível se recuperar e aterrissar na pose de corrida. Até Usain Bolt tropeçaria. Correr a 21,4 graus é ousado.

O ângulo de queda também dita a altura que o pé livre está fora do chão – uma medida chamada de magnitude. Quanto maior o ângulo de queda, mais perto seu calcanhar está das suas nádegas, e mais rápido você corre. Ao correr com velocidade, seu ângulo de queda está no máximo e sua perna livre está mais alta. Em comparação, numa corrida leve, seu ângulo de queda não é tão extremo, e a magnitude do seu pé é baixa.

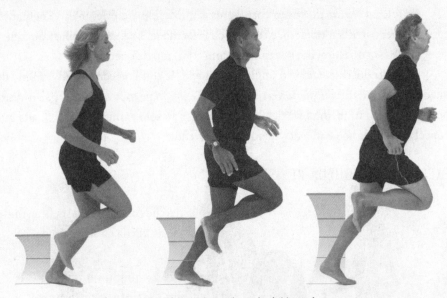

Quanto maior o ângulo de queda, mais rápido você corre, e mais alto consegue puxar sua perna.

TÉCNICA: CAIA COMO UM CORREDOR

É aqui que fica um pouco complicado. Na Lição Três, você aprendeu a deixar seu corpo cair inteiramente. O objetivo daquela lição era aumentar sua percepção da queda, mas essa não é a forma ideal de cair quando se corre. O verdadeiro ângulo de queda é medido do pé de apoio aos quadris – o que significa que você deve cair principalmente da cintura para baixo. Além disso, cair tem um começo e um fim dentro da sequência da sua passada. Para deixá-lo confortável com a ideia de cair, sugeri que correr é um ato de queda constante. Mas não é exatamente assim. Na verdade, cair deve começar quando o calcanhar do pé de apoio sai do chão, e deve terminar quando o pé da sua perna livre passa pela sua perna de apoio.

> ### PREPARAÇÃO DA CONCENTRAÇÃO
> Observo as representações de corredores nos antigos vasos gregos e sua postura ereta. Observo o torso ereto de Michael Johnson. Este é o meu objetivo para o dia: manter meu torso vertical. Quando eu correr, preciso lembrar que caio a partir dos quadris, não com o corpo inteiro, como nos exercícios anteriores. O objetivo daqueles exercícios era desenvolver uma percepção da queda do meu corpo, não o modo como eu de fato caio quando corro. Intenções de técnica antes da corrida de hoje:
>
> - Impedir a queda com a parte da frente do pé sob os quadris, que é a pose.
> - Puxar para a pose.

EXERCÍCIOS DE QUEDA REVISITADOS

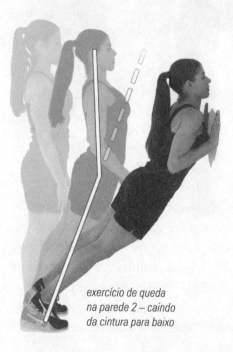

exercício de queda na parede 2 – caindo da cintura para baixo

O objetivo dos exercícios desta lição é refinar a fase de queda da sua passada.

Exercício de queda na parede 2 – caindo da cintura para baixo

1. Fique em posição de elasticidade.

2. Prepare-se para cair sem medo.

3. Caia para a frente na parede, começando com os quadris e mantendo a parte de cima do corpo na vertical.

4. Segure-se com as mãos.

Exercício de queda na parede na posição de pose – caindo da cintura para baixo

1. Fique na pose de corrida.

2. Prepare-se para cair.

3. Caia, mantendo a parte de cima do corpo vertical à medida que seus quadris se movem para a frente do seu pé de apoio.

4. Segure-se com as mãos.

5. Repita o movimento com a outra perna como perna de apoio.

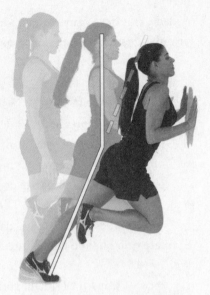

exercício de queda na parede em posição de pose – caindo da cintura para baixo

Exercício da madeira 2 – caindo da cintura para baixo

1. Fique na pose de corrida.

2. Caia para a frente, saindo da pose, mantendo a parte de cima do corpo na vertical enquanto seus quadris se movem para a frente sobre seu pé de apoio.

3. Caia até que se veja obrigado a se apoiar com a outra perna, aterrissando na pose de corrida. Seja destemido.

4. Sinta seu calcanhar beijar o chão e então erga-o novamente, conforme o peso do seu corpo se centra na frente do pé e seus quadris ficam estáveis. Eles não devem continuar se movendo para a frente.

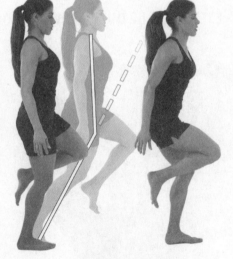

exercício da madeira 2 – caindo da cintura para baixo

5. Repita o movimento com a outra perna como perna de apoio.

Exercício de cair para a frente e fazer a transição para a corrida

Esta é uma elaboração do exercício de mudança de apoio com movimento para a frente da lição anterior; o tempo e a posição da sua fase de queda são acrescentados à mistura de técnicas que você deve dominar no curso da sua passada.

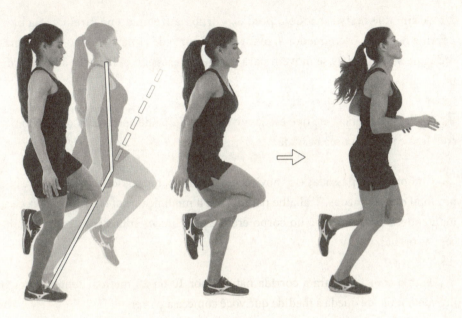

exercício de cair para a frente e fazer a transição para a corrida

1. Fique na pose de corrida sobre sua perna esquerda, com o tornozelo da perna livre na altura do joelho.

2. Prepare-se para cair sem medo.

3. Caia para a frente, saindo da pose, guiando a queda com os quadris e mantendo a parte de cima do corpo na vertical.

4. Quando o pé da sua perna livre passar pela perna de apoio, levante os ombros para ajudar a aliviar o peso do corpo, enquanto você puxa sua perna esquerda sob os quadris, certificando-se de que suas pernas lembrem um número 4 de perfil.

5. Pise com a parte da frente do pé, deixando seu calcanhar beijar o chão, e então o levante novamente conforme seu sistema de elasticidade músculo-tendão se estende e se comprime para liberar energia. Seus quadris devem estar diretamente acima do pé de apoio e sua perna esquerda deve estar ligeiramente dobrada para que seu corpo assuma um formato de S.

6. Assim que registrar todo o peso do corpo na frente do pé direito, caia para a frente de novo – sem medo! –, mantendo a parte de cima do corpo ereta à medida que seus quadris se movem para a frente, passando pela parte da frente do pé direito.

7. Repita a sequência até que esteja novamente no pé de apoio com o qual começou. Isso equivale a uma passada.

8. Complete três passadas em movimento contínuo, movendo-se para a frente por um total de seis quedas. Trabalhe para tornar a mudança de apoio fluida e precisa, mantendo a parte de cima do corpo ereta e seus braços soltos para contrabalancear as pernas.

9. Faça a transição para a corrida natural por 10 ou 20 metros. Tente recriar o mesmo ângulo de queda à medida que você começa a correr.

TREINO

1. Complete o segmento de Preparação da Concentração no seu diário de corrida.

2. Complete todos os três exercícios de percepção do peso do corpo – posição de elasticidade, correr no lugar e a pose de corrida.

3. Faça o exercício de sustentar a pose por 20 segundos, três vezes com cada perna.

4. Complete cinco repetições do exercício de cair na parede 2 a partir da posição de elasticidade e cinco repetições com cada perna a partir da pose de corrida. Concentre-se em cair com a parte de baixo do corpo, mantendo a parte de cima na vertical.

5. Faça três exercícios da madeira, duas repetições em cada perna de apoio. Levante seu pé livre a diferentes níveis em relação ao pé de apoio: tornozelo, meio da panturrilha, joelho.

6. Complete dez repetições do exercício de mudança de apoio, descansando 30 segundos entre elas.

7. Complete de dez a vinte repetições do exercício de saltar para a frente a partir da base, descanse por 30 a 60 segundos, e repita um total de três sequências.

8. Faça o exercício de cair para a frente em movimento, dando quantas passadas conseguir, até experimentar uma melhora na técnica ou ficar sem espaço. Você não precisa ir além de 10 metros por tentativa. Repita cinco vezes.

9. Alterne 30 a 60 segundos de corrida com 60 segundos de caminhada por um total de 10 minutos, fazendo-se as perguntas de *frame* do exercício de passada corpo-mente e dando especial atenção ao *frame* de queda. Você está mantendo a parte de cima do seu corpo na vertical enquanto cai da cintura para baixo? Sua queda começa logo que você sente o peso total do corpo sobre seu pé de apoio e termina quando seu pé livre passa pelo joelho de apoio?

10. Para sua rotina de força, faça vinte repetições de cada exercício.

11. Complete a revisão pós-sessão no seu diário de corrida, registrando suas observações e sensações de cair da cintura para baixo nos momentos corretos em cada passada. Reavalie quaisquer frustrações que teve. Como é cair da cintura para baixo? Você sente uma conexão entre manter a parte de cima do corpo na vertical e fazer com que o pé pise sob os quadris? Você consegue sentir os diferentes graus de queda à medida que aumenta e diminui sua velocidade? Quais são seus objetivos para a próxima sessão de treinamento?

LIÇÃO NOVE

Frame da puxada revisitado

Você adivinhou. Nesta lição, os exercícios de puxada ficarão mais dinâmicos, e você vai concentrar a atenção no momento da puxada. Espero que eu já o tenha convencido de que a eficiência e a precisão ao mudar o apoio *não* são atingidas empurrando o chão e com a extensão do tornozelo. A eficiência e a precisão ao mudar de apoio vêm por meio da puxada e do alívio do peso.

TÉCNICA

Vamos olhar para a fase da puxada mais detalhadamente, concentrando-nos no seu tempo. Em geral, a puxada começa quando termina a queda – logo que o pé da perna livre passa pela perna de apoio. Nem os corredores de elite acertam isso sempre. O hábito de evitar a queda e aterrissar é tão forte que supera o desejo que você vai cultivar nesta lição.

EXERCÍCIOS DE PUXADA REVISITADOS

Estes exercícios o ajudarão a focar o uso dos músculos posteriores da perna para puxar seu pé do chão diretamente sob os quadris, lançando-o na fase de voo, em que ambos os pés estão fora do chão.

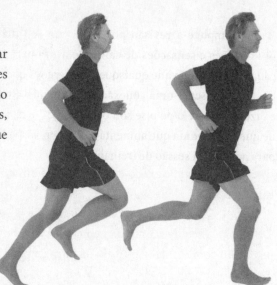

movendo-se além do limiar para puxar

Exercício de bater no pé e fazer a transição para a corrida

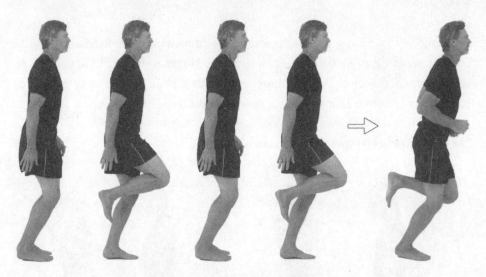

exercício de bater no pé e fazer a transição para a corrida

1. Comece na pose de corrida no seu pé esquerdo.

2. Concentre-se em bater na frente do seu pé direito, sob os quadris, então use o tendão da perna para puxar seu pé direito do chão de volta e para cima sob os quadris. O pé esquerdo ficará no chão durante todo o exercício.

3. A partir da pose de corrida, deixe seu pé direito cair em direção ao chão e pisar com a frente do pé sob os quadris num rápido movimento de bater.

4. Permita que seu calcanhar direito desça ligeiramente para beijar o chão.

5. Use seu tendão direito para rapidamente puxar o pé direito de volta para cima sob os quadris, erguendo os ombros levemente para aliviar o peso. Seu quadríceps direito deve ficar relaxado e seu tornozelo direito deve estar levantado numa linha reta vertical.

6. Repita a sequência rapidamente, mantendo o mínimo tempo de contato do seu pé direito com o chão – o ritmo de puxar e pisar deve ser rápido para cima e lento para baixo, enquanto seu pé esquerdo sustenta o peso do seu corpo durante todo o exercício.

7. À medida que as repetições dos exercícios aumentam em velocidade, permita que sua perna de apoio dê um pequeno salto no lugar com cada levantada do pé direito enquanto você ergue os ombros para aliviar o peso. Lembre-se de manter os joelhos flexionados e de sempre pisar com a frente do seu pé direito.

8. Mude a perna de apoio e repita o movimento.

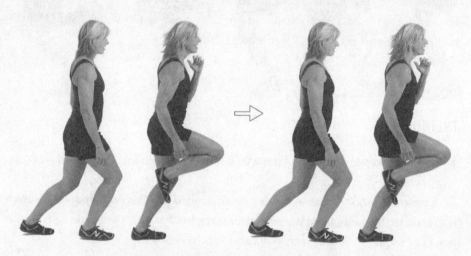

exercício de lunge frontal com movimento para a frente

Exercício de *lunge* frontal com movimento para a frente

1. Usando o exercício anterior como base, a partir da pose de corrida deixe a frente do seu pé direito cair no chão e pisar sob seus quadris, seguido por um beijo do calcanhar direito no chão.

2. Erguendo levemente os ombros para aliviar o peso, rapidamente puxe o pé direito sob os quadris, usando seu tendão e mantendo seu quadríceps relaxado. Como antes, seu tornozelo direito deve estar levantado numa linha reta vertical.

3. Caia para a frente, movendo seus quadris para além do seu ponto de apoio – a frente do pé esquerdo.

4. Deixe seu pé direito cair no chão e pisar com a parte da frente sob os quadris, enquanto sua perna esquerda relaxa, permitindo que seu pé esquerdo rapidamente deslize para a frente sob os quadris, para servir como perna de apoio mais uma vez.

5. Repita a sequência rapidamente, mantendo o mínimo tempo de contato do pé direito com o chão.

6. Conforme as repetições aumentam em velocidade, permita que sua perna de apoio desloque-se um pouco para a frente a cada levantada do pé direito, enquanto você ergue os ombros para aliviar o peso. Lembre-se de manter os joelhos flexionados e de sempre pisar com a frente do pé direito.

7. Troque a perna de apoio e repita o movimento.

TREINO

1. Complete o segmento de Preparação da Concentração no seu diário de corrida.

2. Complete todos os três exercícios de percepção do peso do corpo – posição de elasticidade, correr no lugar e a pose de corrida.

3. Faça o exercício de sustentar a pose por 20 segundos, três vezes com cada perna.

4. Complete três repetições do exercício de cair na parede a partir da posição de elasticidade e três repetições com cada perna a partir da pose de corrida, movendo-se para mais longe da parede para se desafiar.

5. Faça três repetições dos exercícios da madeira com cada perna de apoio a partir da posição de pose, levantando seu pé livre a diferentes níveis em relação ao seu pé de apoio: tornozelo, meio da panturrilha, joelho.

6. Complete dez repetições do exercício de bater no pé com cada perna de apoio, descansando de 10 a 15 segundos entre elas. Repita por três sequências com cada perna.

7. Complete dez repetições do exercício de mudança de apoio, descansando 30 segundos entre elas.

8. Complete de dez a vinte repetições do salto com movimento para a frente a partir da base, descanse de 30 a 60 segundos, e repita para um total de duas sequências.

9. Faça o exercício de mudança de apoio com movimento para a frente, emendando quantas passadas conseguir, até experimentar uma melhora na técnica ou ficar sem espaço. Você não precisa ir além de 10 metros por tentativa. Repita cinco vezes.

10. Complete dez repetições do exercício de *lunge* frontal com movimento para a frente com cada perna de apoio, descansando de 10 a 15 segundos entre elas. Repita por três sequências com cada perna.

11. Alterne de 30 a 60 segundos de corrida com 60 segundos de caminhada por um total de 10 minutos, fazendo as perguntas de *frame* do exercício da passada corpo-mente e dando atenção especial ao *frame* da puxada. Você está mantendo os quadríceps relaxados a cada puxada, usando os músculos do tendão da perna para puxar seu tornozelo para cima e para trás do solo diretamente sob seus quadris? Você está se lançando na fase de voo assim que seu pé livre passa seu joelho de apoio?

12. Para sua rotina de força, faça doze repetições de cada exercício.

13. Complete a revisão pós-sessão no seu diário de corrida, registrando suas observações e sensações da puxada com o tendão no momento correto em cada passada. Reavalie quaisquer frustrações que teve. Você manteve o contato rápido com o chão, apenas um toque? Pode perceber seu tendão fazendo o trabalho? Estava puxando seu tornozelo para cima numa linha reta vertical? Como você foi com o ritmo rápido para cima e lento para baixo? Quais são seus objetivos para a próxima sessão de treinamento?

LIÇÃO DEZ

Juntando tudo novamente

Nesta lição, você aprofundará seus conhecimentos e sua percepção da técnica de corrida para uma corrida de 20 minutos, integrando tudo o que aprendeu. Esta lição final também tem como objetivo ser um treino de corrida para levá-lo facilmente à próxima fase do programa. Mas, antes que você vá para a rua, quero falar de um conceito biomecânico que está na raiz de todas as lições, da manutenção da curva em formato de S aos alertas contra pisar à frente do seu centro de massa. Para a corrida ideal, você deve observar os padrões naturais de *restrição geométrica* do corpo. Não se preocupe – seu corpo é programado para desacelerar o movimento de uma articulação conforme se aproxima da extensão total. É assim que você evita lesões causadas pela hiperextensão. Então, ao correr, nunca estenda totalmente suas pernas. Sempre puxe seu pé diretamente sob os quadris, em vez de chutá-lo bem atrás de você. Mantenha seu joelho levemente flexionado na pose de corrida. Esse conceito de restrição geométrica permite que você se valha da elasticidade músculo-tendão, a melhor amiga do movimento.

TÉCNICA

O objetivo de técnica da Lição Dez é simples: integrar a pose, a queda e a puxada numa corrida um pouco mais longa. Isso é uma expansão do exercício de passada corpo-mente das lições passadas – em vez de se concentrar em um *frame*, você estará exercitando sua percepção com igual concentração na coisa toda, durante a corrida e os momentos de descanso.

EXERCÍCIO DE VISUALIZAÇÃO

1. Encontre um momento tranquilo do seu dia para dedicar alguns minutos ao devaneio – antes de ir dormir, no metrô, durante uma pausa no trabalho, pouco antes de correr.

2. Imagine a si mesmo correndo na forma perfeita. Use todos os seus sentidos para criar a cena imaginária. De fato, veja e sinta a si mesmo correndo na perfeita forma da pose. As orientações a seguir são alguns pontos nos quais se concentrar.

- **Veja** a si mesmo correndo – a partir de certa distância, seu corpo inteiro – com a técnica perfeita.
- **Sinta** que está pisando com a frente do pé em perfeito equilíbrio na pose de corrida.
- **Ouça** o toque suave e rápido do seu pé fazendo contato com o chão.
- **Sinta** a sensação de queda livre à medida que você se move para a frente.
- **Sinta** o momento preciso de puxar e se lançar na fase de voo.

LISTA DE CHECAGEM DA TÉCNICA

Esta é uma lista de checagem com perguntas às quais você pode sempre retornar – não apenas nessa semana, mas toda vez que sentir que sua técnica adequada pode estar se perdendo. Pense nela como o exercício de passada corpo-mente mais elaborado. Se estiver com dificuldade de perceber um *frame* no seu corpo, pare de correr e faça um exercício para aquele *frame*, e então volte imediatamente para a corrida.

1. Como percebo minha pose de corrida? Eu piso com a frente do pé? Sinto a pressão na frente do pé da minha perna de apoio? Tenho o pé livre sob os quadris durante o apoio? Estou relaxado? Meu pé está aterrissando diretamente sob os meus quadris? Meus joelhos se flexionam levemente, mantendo a elasticidade muscular? A magnitude da minha pose combina com a minha velocidade?

2. Como percebo a queda? Sinto tensão no tornozelo? Sinto um movimento sem esforço para a frente? Mantenho a pose de corrida quando estou caindo? Estou de fato me soltando? Tenho alguma tensão muscular? Estou freando com alguma parte do meu corpo? Estou sendo corajoso em experimentar aumentar meu ângulo de queda?

3. Como percebo a puxada? Estou puxando meu pé diretamente sob os quadris? Eu percebo quando a queda termina? Estou sentindo o momento exato para puxar? Estou puxando com a magnitude correta para a minha velocidade?

COMPARAÇÃO DAS PISADAS

O gráfico a seguir lhe dará um bom resumo visual dos conceitos básicos que cobrimos. Ele também nos leva de volta à ideia central de aterrissar na posição ideal.

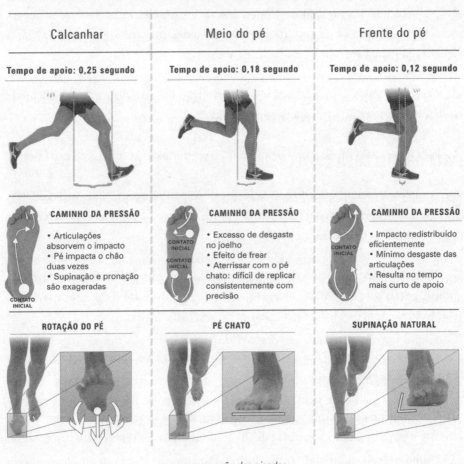

comparação das pisadas

TREINO

1. Pelo menos uma vez por dia a partir de hoje dedique alguns minutos para completar o exercício de visualização.

2. Na seção de Preparação da Concentração do seu diário, escreva seus pensamentos sobre a técnica de corrida que você visualizou, e como pretende aplicar a visualização à sua corrida.

3. Complete todos os três exercícios de percepção do peso do corpo – posição de elasticidade, correr no lugar e a pose de corrida.

4. Faça o exercício de sustentar a pose por 20 segundos, três vezes com cada perna.

5. Complete três repetições do exercício de cair na parede a partir da posição de elasticidade e três repetições com cada perna a partir da pose de corrida, distanciando-se mais da parede para se desafiar.

6. Complete três repetições do exercício da madeira número 2 em cada perna de apoio a partir da posição da pose, erguendo seu pé livre até diferentes níveis em relação ao pé de apoio: tornozelo, meio da panturrilha, joelho.

7. Complete dez repetições do exercício de mudança de apoio, descansando 30 segundos entre elas.

8. Complete de dez a vinte repetições do exercício de saltar com movimento para a frente a partir da base, descanse de 30 a 60 segundos, e repita para um total de dez sequências.

9. Faça o exercício de mudança de apoio com movimento para a frente, dando quantas passadas conseguir, até experimentar uma melhora na técnica ou ficar sem espaço. Você não precisa ir além de 10 metros por tentativa. Repita cinco vezes.

10. Complete dez exercícios de *lunge* frontal com movimento para a frente em cada perna de apoio, descansando de 10 a 15 segundos entre eles. Repita por três vezes com cada perna.

11. Alterne de 30 a 60 segundos de corrida com 60 segundos de caminhada por um total de 12 minutos, revendo as questões da lista de checagem da técnica. Se você estiver com dificuldade em algum *frame*, pare e faça um exercício para aquele *frame*, então volte imediatamente a correr.

12. Filme a si mesmo correndo. Essa deve ser pelo menos sua terceira filmagem digital. No próximo capítulo, você aprenderá como analisar sua forma e aplicar suas observações à próxima fase do programa do Método Pose.

13. Para sua rotina de força, aumente para quinze repetições de cada exercício. Esse será seu regime de força a partir de agora.

14. Complete a revisão pós-sessão no seu diário de corrida, registrando suas observações e sensações sobre todos os aspectos da lista de checagem da técnica. Reavalie quaisquer frustrações que teve. Como foi integrar todos os elementos? Quais são os maiores desafios que você enfrenta? Quais são as mudanças positivas na sua técnica de corrida – mente e corpo? Quais são seus objetivos à medida que você passa para o circuito de corrida?

GRADUAÇÃO

Curta o momento

Parabéns, você completou suas primeiras dez lições. Agora ponha tudo isso em prática na fase de circuito de corrida do programa. Eis algumas sugestões antes de você seguir adiante, bem como uma lista de erros a evitar.

- *Seja paciente e vá devagar.* Por estar aprendendo um novo padrão de movimento e usando novos músculos, você pode experimentar alguma dor. É por isso que a qualidade é sempre mais importante que a quantidade. Fazer os exercícios de força e os saltos o ajudarão nessa transição. A coisa mais importante é a persistência. Você precisa se comprometer com um mínimo de três treinos por semana.
- *Cadência, cadência, cadência.* Concentre-se na cadência rápida e não se preocupe em aumentar a extensão da sua passada. A extensão da sua passada é a extensão da sua passada. É como tentar ficar mais alto. Você não pode. Se estiver fazendo tudo certo, a extensão da passada se acertará sozinha. Isso é bom – significa que você tem uma coisa a menos para se preocupar.
- *Ouça a sua batida.* Concentre-se em tornar sua pisada silenciosa. Isso significa que você está pisando com a frente do pé e se valendo da elasticidade músculo-tendão. Se estiver aterrissando com um barulho, isso não é bom. Os sons são sinais de uma pisada ruim. A boa técnica de corrida tem aspecto fluido e não faz barulho.
- *Caia a partir dos quadris além do seu ponto de apoio*, mantendo a parte de cima do corpo verticalmente alinhada desde os quadris, os ombros e a cabeça.
- *Aterrisse sob o seu centro geral de massa.* Pise com a frente do pé sob os quadris. Esse é o seu objetivo. Se errar um pouco o alvo, não seja muito duro consigo mesmo. Apenas evite pisar ativamente com o calcanhar ou a frente dos quadris, criando uma clássica passada exagerada. Pisar sob os quadris ajuda você a aproveitar a força do movimento para a frente.

* *Filme regularmente*. Certifique-se de se filmar com frequência. Essa é a única forma de analisar sua mecânica. Uma vez criado o hábito, isso se tornará uma parte agradável do processo.

LISTA DE ERROS COMUNS

* Passada exagerada
* Pisar com o calcanhar
* Pisada ativa
* Puxar atrasado
* Curvar-se na cintura
* Resistência à queda
* Aumento da oscilação vertical (muito movimento para cima e para baixo)
* Movimento excessivo dos braços
* Puxar demais
* Barulho excessivo ao pisar
* Arrastar os pés ao pisar

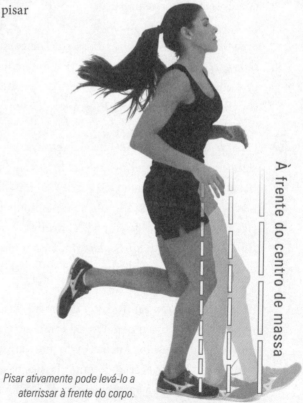

Pisar ativamente pode levá-lo a aterrissar à frente do corpo.

PARTE TRÊS

O CIRCUITO DE CORRIDA

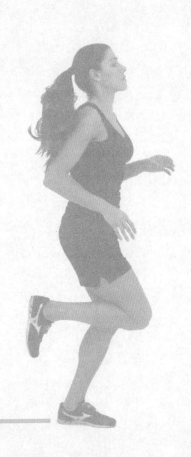

INTRODUÇÃO AO CIRCUITO DE CORRIDA

Dando o próximo passo

Esse período de transição de nove semanas continua se resumindo à qualidade acima da quantidade. A parte central do programa é a corrida misturada aos exercícios, como um circuito de treinamento para correr – por isso "circuito de corrida". Certifique-se de seguir o treinamento à risca, incluindo a análise cuidadosa dos seus vídeos conforme é estabelecida no próximo capítulo. Assim como as lições, ele pode parecer muito fácil no começo, mas rapidamente cresce através de uma série de objetivos cumulativos. Correr e aprender uma nova habilidade é uma forma de se aprofundar na fisiologia do exercício: musculoesquelética, fisiológica, neurológica e psicológica. Todos esses elementos-chave da fisiologia do exercício têm seu próprio tempo. É como refogar vegetais: espinafre fresco cozinha mais rápido do que batatas. Com seu corpo, você primeiro faz adaptações neurológicas, depois seus músculos se fortalecem, mas seus tendões e ligamentos (como as batatas) precisam de um tempo extra para ficar fortes. Os diferentes elementos do programa tornam isso eficiente e seguro.

TORNANDO-SE SEU PRÓPRIO TÉCNICO

Superando desafios

Antes de dar outro passo, você precisa aprender primeiro como analisar os vídeos das suas passadas de corrida. A análise de vídeo é uma habilidade crucial para esta próxima fase do programa – o circuito de corrida –, já que você aplicará os exercícios diretamente à sua forma de corrida, personalizando seus treinos para se concentrar nas suas necessidades individuais para melhorar.

Se você vem seguindo minhas instruções, deve ter pelo menos três vídeos da sua forma de corrida em várias fases do programa do Método Pose.

1. Depois de adquirir seus tênis e ler o capítulo sobre a filmagem.

2. No começo da Lição Um.

3. No final da Lição Dez.

Agora é hora de pôr esses filmes na tela do computador – ou, melhor ainda, na tela da TV – e olhá-los de perto. Idealmente, seria bom acessá-los a partir de um programa que permita vê-los *frame* a *frame* – um programa de edição de vídeo, o iMovie ou o Movie Maker, por exemplo. Do contrário, você pode fazer o upload dos vídeos no YouTube, e então colar os links dos vídeos num site especializado, como o PauseHouse.com. Lá você será capaz de analisar, *frame* a *frame*, como a sua técnica se aproxima da sequência ideal do Método Pose. (Ei-la de novo na próxima página.)

Como você já entende os conceitos do Método Pose, pode começar a avaliar sua corrida como um técnico. Vamos examinar as qualidades da forma ideal, *frame* a *frame*.

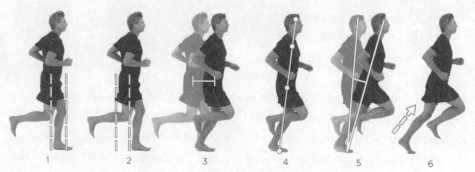

1. Contato inicial. 2. Pose de corrida. 3. O calcanhar se levanta à medida que o corpo começa a cair. 4. A queda termina quando o pé livre passa pela perna de apoio e a perna livre é puxada para cima. 5 e 6. Fase de voo.

1. *Contato inicial*: O pé pisa com uma leve supinação quase sob o corpo. A perna livre está apenas ligeiramente atrás do corpo, minimizando o tempo para a posição da pose.

2. *Distância da perna livre*: A perna livre está ligeiramente atrás do corpo no contato inicial.

3. *Posição de pose*: A parte de cima do corpo continua na vertical enquanto passa pela posição da pose.

4. *A queda começa:* À medida que o corpo começa a cair, o calcanhar deve se levantar do chão.

5. *A queda termina:* O pé livre passa pela perna de apoio.

6. *Puxada para o voo:* Puxar o calcanhar sob os quadris (o tanto que o pé livre passa pela perna de trás) inicia a fase de voo.

Dê uma olhada em todos os seus três vídeos em câmera lenta, comparando sua passada com a ilustração. Idealmente, sua forma deve mostrar sinais de melhora de um vídeo para outro. Dê outra olhada em câmera lenta no terceiro vídeo e anote em seu diário algumas reflexões sobre o que você vê:

- O que está fazendo certo?
- O que está fazendo errado?
- Como corrigir os erros?

Ao ter uma ideia geral de como avaliar sua passada, você estará pronto para destrinchá-la *frame* a *frame*, avaliando três posições-chave: Estou em pose? Estou caindo? Estou puxando no momento certo e do modo correto? As orientações a seguir ajudarão a isolar os desvios da forma e criar um plano para corrigir tais erros. Continue fazendo anotações em seu diário conforme você passa por esses *frames*.

ANÁLISE DE VÍDEO: A POSE DE CORRIDA

A pose, como você sabe, é sua posição de maior equilíbrio. Quanto melhor seu alinhamento na posição da pose, maior seu potencial de queda depois que você pisa. Conforme for lendo os próximos cinco passos, você perceberá que a ilustração da página anterior é uma referência útil. A ilustração contém seis figuras, às quais eu me refiro em detalhes a seguir.

1. *Preparação*: Procure um momento no clipe em que você está na frente da câmera e possa ver sua passada claramente.

2. *Pisada*: Pare no *frame* em que seu pé primeiro faz contato com o chão – com o peso do corpo inclinado em direção à frente do pé e seu calcanhar "beijando" o chão. Dê uma olhada na posição de suas pernas e do pé de apoio em relação ao seu corpo. (Figura 1) Idealmente, seu pé aterrissa sob o seu corpo, permitindo que seus músculos e tendões absorvam rapidamente o peso do corpo e liberem energia de volta em forma de movimento. Se estiver pisando com o pé e a perna à frente dos quadris (seu centro geral de gravidade), trata-se de uma clássica passada exagerada, o que travará as articulações do tornozelo, joelho e quadris, fazendo com que absorvam o impacto. Com o tempo, o elo mais frágil falha, levando a lesões, habitualmente no joelho ou nos quadris.

3. *Carregando*: Clique para ver o próximo *frame* do vídeo, quando seu pé começa a sustentar mais peso do corpo à medida que você se move para a pose de corrida. (Figura 2) Se sua posição de pisada estava correta, esse *frame* deve mostrar uma rápida injeção de peso que não comprime as articulações e não exige dos tendões que suportem a carga como se eles fossem músculos. Os tendões são feitos para lidar com cargas rápidas. Músculos são melhores para lidar com cargas lentas e tarefas de estabilidade.

4. *A pose de corrida:* Comece a contar os *frames*. Quantos *frames* leva para você entrar na pose – com o peso do corpo sobre a parte da frente do pé e seu calcanhar levemente fora do chão? (Figura 2) A trinta *frames* por segundo, o padrão para atingir a pose de corrida é um ou dois *frames*. Se levar quatro *frames* do contato inicial à posição de pose, então provavelmente você está se estendendo para a frente do seu corpo numa clássica passada exagerada.

5. *Alinhamento na posição da pose:* Na pose de corrida, avalie se você está no alinhamento vertical da pose com seu pé sob os quadris ou se está se inclinando para a frente com seu pé livre atrás do corpo. (Figura 4) Se você estiver na pose de corrida caindo para a frente – digamos, 5 graus passando da vertical –, então você abriu mão de 5 graus do seu potencial de queda e está correndo mais devagar do que poderia com o mesmo esforço. (Se você estiver mais de 22,5 graus passando da vertical, você está prestes a cair de cara no chão.) De preferência, esteja na pose vertical (Figura 3) antes de começar a fase de queda (Figura 5). De quantos *frames* você precisa para que o calcanhar do pé de apoio se levante do chão para puxar? Se levar dois *frames* para entrar na pose de corrida e quatro *frames* para sair, você está puxando tarde demais.

ANÁLISE DE VÍDEO: QUEDA

1. *Preparação:* Procure um momento no clipe em que você esteja na frente da câmera e possa ver sua passada claramente.

2. *Pose de corrida:* Pare num *frame* no qual esteja no alinhamento ideal da posição da pose.

3. *Aliviando o peso:* Clique para a frente, até o *frame* no qual o calcanhar da sua perna de apoio se levanta do chão – é o começo da queda, quando a maior parte do seu peso corporal deixará a frente do pé em direção à perna livre. (Figura 3)

4. *Queda:* Comece a contar os *frames*. De quantos *frames* você precisa para que o calcanhar do seu pé de apoio se levante até a altura máxima em relação ao chão – o último *frame* antes de você puxar seu pé do chão? (Figura 4) O padrão a trinta *frames* por segundo é de um a dois *frames*; então, se levar quatro *frames* para sair da pose de corrida para a puxada, você está puxando tarde demais. No instante em que a perna livre passa pelo limiar do joelho da perna de apoio, você deveria ter terminado a queda e seu pé de apoio deveria estar entrando na fase da puxada.

5. *Alinhamento da queda*: À medida que você clica nos *frames* seguintes, cheque a posição do seu corpo. Você deve manter o alinhamento da pose dos quadris para cima. Muitos corredores tentam usar o tronco para inclinar-se para a frente, achando que inclinar-se a partir da cintura aumenta seu ângulo de queda. Mas a Terceira Lei de Newton nunca falha – a ação de inclinar-se a partir da cintura precisa ser contrabalanceada pela perna, o que faz com que você mantenha seu pé de apoio no chão por tempo demais, desequilibrando todo o seu sistema. Esse equívoco de iniciante é chamado por alguns dos nossos técnicos de Erro da Posição K, porque a forma lembra a letra K.

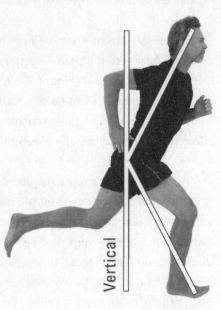

o erro da posição K

Outro erro aparentemente óbvio mas comum é não permitir que seu corpo caia. Isso significa que seu pé não está deixando o chão e a parte de cima do seu corpo está rígida sobre seus pés, efetivamente puxando o freio. Você está se segurando por medo de cair e de aumentar sua velocidade. Em alguns *frames*, você estará cometendo o erro de puxada mais comum, que examinaremos em detalhe na próxima seção: o empurrão e o impulso com o joelho para impulsionar seu corpo para a frente.

ANÁLISE DE VÍDEO: PUXADA

A puxada é a primeira ação da corrida, e a mágica acontece quando você puxa no momento certo.

1. *Preparação*: Procure um momento no clipe em que você esteja diante da câmera e possa ver sua passada claramente.

2. *Mudança de apoio:* Pare no *frame* em que seu pé livre passa pela sua perna de apoio, sinalizando o fim da queda. (Figura 4)

3. *Fase de voo:* Comece a contar os *frames*. De quantos *frames* você precisa para que seu pé de apoio deixe o chão, iniciando a fase de voo, quando ambos os pés estão fora do chão? (Figura 5) A resposta deveria ser zero. Se seu pé de apoio está tocando o chão depois de mais de um *frame*, você está puxando tarde demais.

4. *Puxada:* Continue contando *frames*. Quantos *frames* são necessários para que o pé que puxa se levante diretamente sob os quadris na pose de corrida, enquanto seu outro pé pisa no chão? O padrão, mais uma vez, é de um a dois *frames* da fase de voo até aterrissar na pose de corrida.

5. *Posição da puxada:* Volte e veja a posição da sua perna da puxada *frame* a *frame*. Seu pé deve se levantar diretamente sob os quadris, de forma que o tornozelo da puxada fique alinhado com o joelho oposto, fazendo o formato do número 4 com a parte de baixo do corpo. (Figura 2) Observe sinais de puxada exagerada, na qual você puxa o pé muito alto em direção às nádegas para a velocidade na qual está correndo. Também procure sinais de tentar empurrar o chão. Isso estende demais as articulações e não permite que você tire vantagem da sua melhor amiga: a elasticidade músculo-tendão. Isto também leva ao erro mais comum na puxada: puxar o pé atrás dos quadris em vez de diretamente debaixo dele. E, finalmente, cheque se não está cometendo o erro mais comum dos anos 1970: o impulso com o joelho, usando o joelho ou a coxa para puxar a perna para cima.

Depois de analisar milhares de participantes nas clínicas de corrida do Método Pose, descobri que muitas pessoas acreditam piamente que estão puxando seu pé do chão corretamente até que a análise de vídeo revele a verdadeira história: elas não estão puxando o pé diretamente sob os quadris. Com frequência, isso é resultado de tendões pouco desenvolvidos. Em certas velocidades, você pode correr assim caindo e puxando tardiamente, porém, em velocidades mais rápidas, isso se torna um problema sério. Para atingir a puxada perfeita, você tem de desenvolver uma imagem mental de puxar o pé do chão sob os quadris em direção à pose de corrida.

ANÁLISE DE VÍDEO: A PARTE DE CIMA DO CORPO

Durante a sequência do Método Pose, seu tronco deve permanecer ereto e ser forte o suficiente para fornecer apoio para que seus braços e pernas se movam com liberdade; assim seu corpo pode se mover para a frente de forma eficiente. Concentre-se sempre no fato de que o trabalho está sendo feito abaixo do tronco, não pelo tronco. Assim como o chassi do carro é transportado pelo movimento das rodas e não contribui em nada para sua progressão, o tronco do seu corpo está apenas pegando uma carona e não deve fazer nada para impedir o progresso pelo caminho.

1. Começando pelo *frame* onde você parou na análise da puxada, mova *frame* a *frame* até a próxima sequência de passada no seu vídeo, concentrando-se na parte de cima do seu corpo. Anote em seu diário quaisquer *frames* nos quais seu torso esteja se inclinando para a frente ou para trás – mesmo que seja durante sua passada inteira. Mais uma vez, certifique-se de que seu corpo não está fazendo aquele formato de K.

2. Continue movendo o vídeo, *frame* a *frame*, desta vez examinando o movimento dos seus braços. Lembre-se de que a principal função dos braços é contrabalancear as pernas, movendo-se minimamente, sincronizados com a parte de baixo do seu corpo para mantê-lo movimentando-se para a frente com o máximo de eficiência. Observe se seus braços estão se movendo de um lado para o outro ou se estão exagerando o movimento (nesse caso, você provavelmente realizou uma sequência de empurrar o chão/dar impulso com o joelho que precisa ser corrigida).

CORRIGINDO SEUS ERROS

Agora que aprendeu a examinar sua forma com a objetividade implacável de um técnico, você sabe quais medidas corretivas devem ser tomadas. A seguir, há uma série de exercícios para tratar os erros descobertos por você ao analisar sua forma no filme. Conforme avança na fase do circuito de corrida do programa do Método Pose, será bom incorporar os exercícios pertinentes às suas rotinas de preparação para movimento e força.

Estabilidade da pose de corrida: sustentando a pose descalço

Coloque um pequeno objeto no chão, como um livro ou, para um desafio extremo, uma bola medicinal. Fique em pé sobre o objeto na pose de corrida, tendo apenas a frente do pé no objeto para apoio. Seu calcanhar fica além da borda. Você também pode fazer isso numa escada. O exercício aumenta sua sensibilidade à localização do peso do corpo e fortalece os músculos de estabilidade.

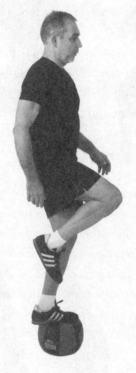
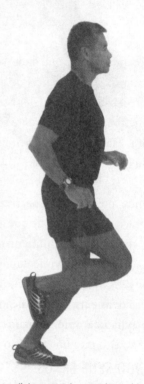

estabilidade da pose de corrida   *alinhamento da pose de corrida*

Alinhamento da pose de corrida: corrigindo a linha vertical

Tire uma foto de si mesmo ou peça a um amigo que tire uma foto de você parado na pose de corrida. Agora compare essa foto com o padrão da pose. Faça quaisquer correções necessárias movendo seus ombros, quadris, joelhos, braços ou cabeça em alinhamento com seu pé de apoio. Se não conseguir tirar uma foto, cheque a si mesmo num espelho ou peça a alguém para ajudá-lo. Uma vez que você vê o erro, sua percepção aumenta e é mais fácil se corrigir.

Alinhamento da queda: corrigindo a inclinação da cintura

Exagere a inclinação. Incline-se num ângulo cômico, que leve coluna e ombros a se alinhar conforme você se endireita de volta para cima.

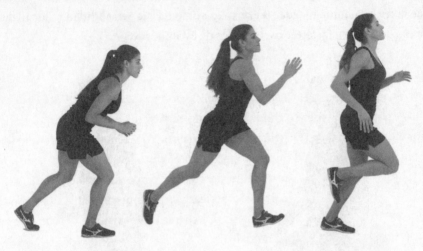

corrigindo a inclinação da cintura

Alinhamento da queda: corrigindo a posição K

Salte com as duas pernas na posição de elasticidade. Isso evita que você se incline na cintura. Você pode fazer o mesmo exercício de correção saltando numa perna na pose de corrida. Isso, obviamente, é mais avançado, então domine o salto com duas pernas primeiro.

Velocidade da puxada: corrigindo a puxada atrasada

Se a sua contagem de *frames* para entrar e sair da pose de corrida é igual – três *frames* para entrar e três *frames* para sair da pose, ou quatro para entrar e quatro para sair –, isso significa

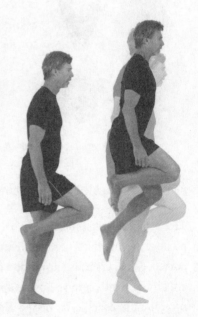

corrigindo a posição k

que você não tem desequilíbrio. Então o que está acontecendo? Você está fazendo tudo muito devagar e precisa fazer tudo mais rápido. Precisa aumentar sua força e elasticidade. O melhor exercício para isso é pular corda. É bom pular descalço, mas, independentemente do seu calçado, a chave é a percepção. À medida que você pula, concentre-se em aterrissar com a frente do pé, para sentir a ação natural de mola dos seus pés. Quanto mais pular corda, mais rápida sua puxada se tornará.

Posição de puxada: corrigindo a puxada atrasada

Músculos fortes são essenciais para desenvolver a ação de puxar. Você pode usar vários exercícios de força e condicionamento com pesos nos tornozelos, elásticos, máquinas de peso ou a resistência do seu parceiro. Você tem de desenvolver simultaneamente sua percepção de puxar o pé enquanto fortalece os músculos que fazem o trabalho da puxada: os posteriores da coxa. Muitos corredores recreativos têm músculos mal desenvolvidos e uma percepção baixa ou inexistente do que é puxar o pé do chão.

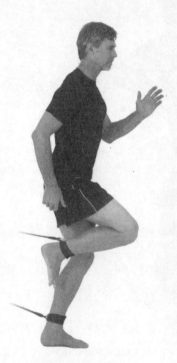

corrigindo a puxada atrasada com elásticos de resistência nos tornozelos

1. Em pé, com os pés afastados na largura dos quadris, amarre um cabo ou elástico de resistência num tornozelo com a âncora ou o ponto de resistência atrás do corpo.

2. Fique na posição de elasticidade.

3. Mantendo o torso ereto, leve o calcanhar em direção às nádegas sem mover a coxa enquanto exala – mantenha a coxa da perna que está sendo trabalhada alinhada com a da perna de apoio, e não arqueie as costas.

4. Inale enquanto você retorna à posição inicial, e repita o movimento.

5. Troque as pernas, mantendo seu abdômen ativado durante toda a sequência.

Eis uma variação, com pesos nos tornozelos.

1. Prendendo-o bem, enrole o peso em torno do seu tornozelo direito.

2. Coloque as duas mãos contra a parede ou uma cadeira para ter apoio.

3. Mantendo o torso ereto e seu abdômen contraído, levante o joelho direito do chão enquanto exala, simultaneamente aproximando o pé das nádegas.

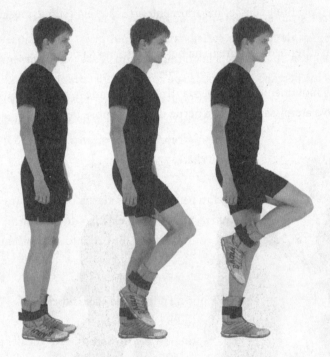

corrigindo a puxada atrasada com pesos nos tornozelos

4. Faça uma pausa e lentamente baixe sua perna para o chão enquanto inala.

5. Repita o movimento.

6. Troque as pernas, mantendo o abdômen contraído durante toda a sequência.

7. Reduza seu apoio para uma mão, eventualmente fazendo o movimento sem apoio, como ilustrado.

Mudança de apoio: corrigindo a saída lenta para a fase de voo

1. Comece na pose de corrida na perna esquerda com os pesos presos ao tornozelo em ambas as pernas. Para um desafio maior, pise numa bola murcha, como ilustrado.

2. Puxe sua perna esquerda sob os quadris. Esse pé tem de deixar o chão antes que o outro pé desça.

3. Deixe seu pé direito descer naturalmente ao chão sem esforço muscular.

4. Pise com a frente do pé direito na posição perfeita da pose.

5. Repita o movimento com a perna direita, puxando-a sob os quadris, transferindo o peso e aterrissando com a perna direita na pose perfeita.

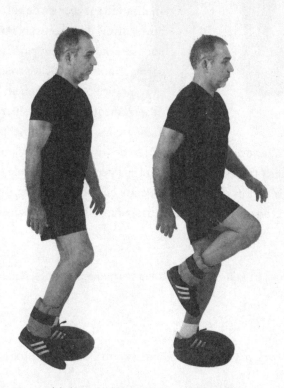

corrigindo a estabilidade dos tornozelos com pesos

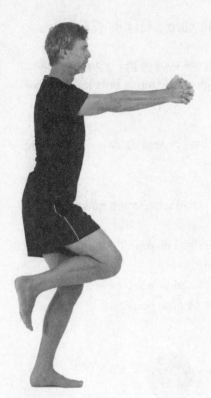
corrigindo o torso instável

Parte de cima do corpo: corrigindo o torso instável

Uma das formas mais simples de checar se o tronco está estável é correr com os braços estendidos à sua frente na altura dos ombros, com as palmas se tocando e os dedos entrelaçados.

INDO ALÉM COM SUAS TÁTICAS DE TÉCNICO

Você está treinando e pensando como um atleta de elite (ou um corredor apaixonado mergulhado no processo de melhorar, dependendo da sua mentalidade). Vem filmando e analisando sua técnica de corrida, e ganhando novos níveis de percepção. Então você precisa pôr esse conhecimento para trabalhar quando corre, criando um ciclo produtivo de percepção e prática. Agora, também há um conjunto de ferramentas corretivas para levar seu treinamento no Método Pose para o próximo nível. À medida que você passa pelo circuito de corrida estabelecido no próximo capítulo, você filmará a si mesmo e analisará sua performance a cada três semanas, no mínimo. Corrigir alguns erros pode permitir que outros erros apareçam; é preciso prestar atenção a cada momento de sua passada, aplicando essas medidas corretivas quando necessário.

O CIRCUITO DE CORRIDA

Fazendo a transição

O próximo estágio do programa tem como base as dez lições da última seção, bem como a análise de filme e os exercícios corretivos dominados no capítulo anterior. Consiste de um calendário de nove semanas de treinos para ajudá-lo a fazer a transição para correr distâncias maiores no Método Pose apropriado – quer seja uma corrida de 5 km, quer seja uma ultramaratona. Embora ocupe o capítulo mais curto do livro, o circuito de corrida será a parte mais longa do programa. Não se apresse.

O que nos leva a uma atualização da sua rotina de força.

ATUALIZAÇÃO DA ROTINA DE FORÇA

Você se lembra da Parte Um, quando alertei que variações mais desafiadoras da sua rotina de força seriam introduzidas mais tarde? Bem, aqui estamos. Se você tem sido vigilante ao fazer esses exercícios durante as lições, deve estar pronto para o nível dois da rotina de força. Ao chegar a essa parte do treino no circuito de corrida, aplique essas variações.

Erguer os quadris com o rosto para cima e uma perna estendida

1. Sente-se no chão com as mãos atrás de você e diretamente sob os ombros (palmas para baixo, dedos apontando para longe dos pés), com as pernas estendidas à sua frente.

2. Levante e estenda sua perna esquerda a cerca de 20 centímetros do chão.

3. Levante os quadris o mais alto que puder, enquanto sustenta o peso do corpo com as mãos e o calcanhar direito.

4. Volte à posição inicial e repita para uma sequência de dez.

5. Repita o movimento com a outra perna.

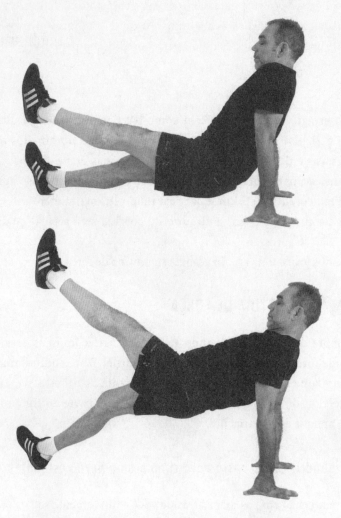

erguer os quadris com o rosto para cima e uma perna estendida

Erguer os quadris com o rosto para baixo e uma perna estendida

1. Fique na posição de flexão de braço, com os quadris soltos e suas mãos diretamente sob os ombros, braços estendidos, quadris no nível do seu corpo e dedos dos pés flexionados; então levante a perna esquerda do chão aproximadamente 20 centímetros.

2. Mova os quadris para cima, fazendo um V de cabeça para baixo, similar à posição do cachorro de cabeça para baixo da ioga, enquanto estende sua perna direita para alinhá-la com os quadris (uma linha reta do seu tornozelo direito até sua orelha direita). Você agora está usando apenas uma perna para apoio. Mantenha os quadris alinhados; não os deixe girar.

3. Retorne à posição inicial e repita para uma sequência de dez.

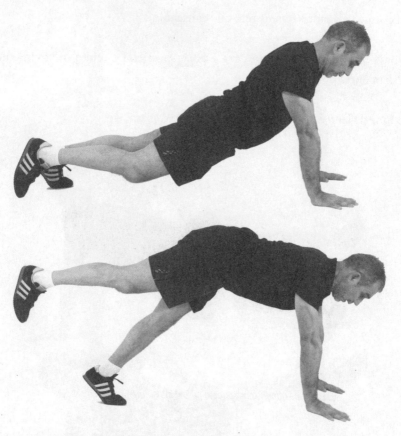

erguer os quadris com o rosto para baixo e uma perna estendida

Erguer os quadris de lado com uma perna estendida

1. Fique em posição de prancha lateral com seu braço direito estendido e sua mão direita sob o ombro sustentando seu torso, os quadris descansando no chão.

2. Levante sua perna esquerda, levando-a cerca de 30 centímetros diretamente acima de sua perna direita.

3. Levante os quadris o mais reto que conseguir.

4. Baixe os quadris de volta para a posição inicial e repita o movimento para uma sequência de dez.

5. Mude de lado e faça mais dez repetições.

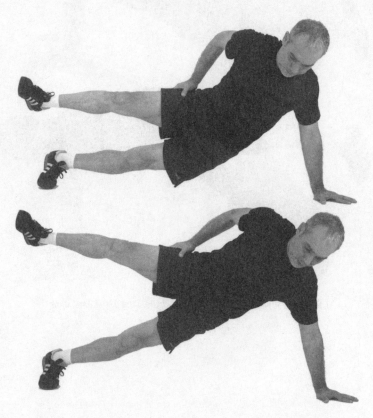

erguer os quadris de lado com uma perna estendida

Agachamento do peso corporal com os calcanhares levantados

1. Fique em pé com os pés um pouco mais afastados do que a largura dos ombros, mãos estendidas para a frente na altura dos ombros.

2. Transfira seu peso para a frente de forma que a frente do pé esteja sustentando todo o peso do corpo.

3. Baixe os quadris, sentando-se para baixo e para trás o máximo que puder numa posição de agachamento, mantendo o peso do corpo na parte da frente dos pés.

4. Volte à posição inicial e repita o movimento para uma sequência de dez.

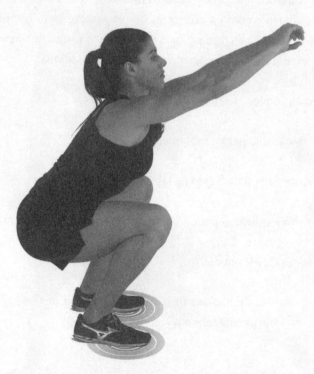

agachamento do peso corporal com os calcanhares levantados

O DESIGN DO CIRCUITO DE CORRIDA

Junte tudo isso e você terá um plano para as próximas nove semanas. O circuito de corrida consiste em quatro rodadas de exercícios, e cada uma inclui um intervalo de tempo de corrida. Você deverá completar uma sessão três vezes por semana, tirando um dia de folga entre os treinos (com dois dias de folga entre cada semana). Se perder um treino, não passe para o plano da semana seguinte até que tenha completado o plano atual três vezes em uma semana.

Os treinos são planejados para que você corra num ritmo confortável para o seu nível de condicionamento – sempre se lembre de que você está aprendendo uma nova técnica, não indo atrás de um recorde pessoal. O propósito do segmento de corrida não é ganhar velocidade, mas integrar os exercícios gradualmente à sua corrida natural com o objetivo último de juntar todos eles. Não tente pensar demais nisso. Apenas diga a si mesmo uma frase simples como "juntar tudo" ou "integrar", e deixe a sabedoria do seu corpo assumir o comando.

Você continuará prefaciando cada treino com a parte de concentração pré-sessão em seu diário e com os exercícios de preparação para o movimento que tem feito desde o início, e terminará cada treino com a rotina de força tal como fez durante as lições. Então esta é sua agenda três vezes por semana:

1. Preparação da concentração no seu diário

2. Rotina de preparação para o movimento

3. Circuito de corrida estabelecido na tabela da próxima página

4. Rotina de força – quinze repetições por exercício, atualizados para o nível dois

5. Revisão pós-sessão no seu diário

Por fim, lembre-se de realizar uma filmagem no fim das semanas 3, 6 e 9 – marcadas com um asterisco na tabela a seguir.

O PLANEJAMENTO DAS NOVE SEMANAS

Semana	Rodada um	Rodada dois	Rodada três	Rodada quatro
1	Exercício de sustentar a pose (p. 95) por 30 segundos com cada perna, seguido por 3 minutos de corrida com foco na pose de corrida.	Exercício da madeira 2 (p. 128), três vezes com cada perna, seguido por uma corrida de 3 minutos com foco na queda.	Exercício de mudança de apoio (p. 106), seguido por uma corrida de 3 minutos com foco na puxada.	Exercício à sua escolha, seguido por uma corrida de 3 minutos com foco em integrar todo o trabalho do dia à sua corrida.
2	Exercício de sustentar a pose (p. 95), 30 segundos com cada perna, seguido por uma corrida de 4 minutos com foco na pose de corrida.	Exercício da madeira 2 (p. 128), três vezes com cada perna, seguido por uma corrida de 4 minutos com foco na queda.	Exercício de mudança de apoio (p. 106), três vezes com cada perna, seguido por uma corrida de 4 minutos com foco na puxada.	Exercício à sua escolha, 1 minuto no total, seguido por 4 minutos de corrida com foco em integrar todo o trabalho do dia à sua corrida.
3*	Exercício de sustentar a pose (p. 95), 30 segundos com cada perna, seguido por uma corrida de 5 minutos com foco na pose de corrida.	Exercício da madeira (p. 128), três vezes com cada perna, seguido por uma corrida de 5 minutos com foco na queda.	Exercício de mudança de apoio (p. 106), três vezes com cada perna, seguido por uma corrida de 5 minutos com foco na puxada.	Exercício à sua escolha, 1 minuto no total, seguido por uma corrida de 5 minutos com foco em integrar todo o trabalho do dia à sua corrida.
4	Exercício de bater no pé (p. 133), três vezes com cada perna, seguido pelo exercício de *lunge* frontal com movimento para a frente (p. 134), por 10 metros direto para uma corrida de 6 minutos com foco na pose de corrida e na puxada.	Exercício da madeira 2 (p. 128), três vezes com cada perna, seguido pelo exercício de cair para a frente em movimento (p. 129), por 10 metros direto para uma corrida de 6 minutos com foco na queda.	Exercício de mudança de apoio (p. 106), três vezes com cada perna, seguido pelo exercício de mudança de apoio com movimento para a frente (p. 120), por 10 metros direto para uma corrida de 6 minutos com foco na puxada.	Exercício à sua escolha, seguido por uma corrida de 6 minutos com foco em integrar todo o trabalho do dia à sua corrida.
5	Exercício de bater no pé (p. 133), três vezes com cada perna, seguido pelo exercício de *lunge* frontal com movimento para a frente (p. 134), por 10 metros direto para uma corrida de 6 minutos com foco na pose de corrida e na puxada.	Exercício da madeira 2 (p. 128), três vezes com cada perna, seguido pelo exercício de cair para a frente em movimento (p. 129), por 10 metros direto para uma corrida de 6 minutos com foco na queda.	Exercício de mudança de apoio (p. 106), três vezes com cada perna, seguido pelo exercício de mudança de apoio com movimento para a frente (p. 122), por 10 metros direto para uma corrida de 6 minutos com foco na puxada.	Exercício à sua escolha, seguido por uma corrida de 6 minutos com foco em integrar todo o trabalho do dia à sua corrida.

* filmagem

O PLANEJAMENTO DAS NOVE SEMANAS (continuação)

Semana	Rodada um	Rodada dois	Rodada três	Rodada quatro
6*	Exercício de bater no pé (p. 133), três vezes com cada perna, seguido pelo exercício de *lunge* frontal com movimento para a frente (p. 134), por 10 metros direto para uma corrida de 6 minutos com foco na pose de corrida e na puxada.	Exercício da madeira 2 (p. 128), três vezes com cada perna, seguido pelo exercício de cair para a frente em movimento (p. 129), por 10 metros direto para uma corrida de 6 minutos com foco na queda.	Exercício de mudança de apoio (p. 106), três vezes com cada perna, seguido pelo exercício de mudança de apoio com movimento para a frente (p. 122), por 10 metros direto para uma corrida de 6 minutos com foco na puxada.	Exercício à sua escolha, seguido por uma corrida de 6 minutos com foco em integrar todo o trabalho do dia à sua corrida.
7	Exercício de mudança de apoio (p. 106), três vezes com cada perna, seguido pelo exercício de mudança de apoio com movimento para a frente (p. 122), por 10 metros direto para uma corrida de 6 minutos com foco na puxada.	Exercício da madeira 2 (p. 128), três vezes com cada perna, seguido pelo exercício de cair para a frente em movimento (p. 129), por 10 metros direto para uma corrida de 7 minutos com foco na queda.	Exercício de bater no pé (p. 133), três vezes com cada perna, seguido pelo exercício de *lunge* frontal com movimento para a frente (p. 134), por 10 metros direto para uma corrida de 7 minutos com foco na pose de corrida e na puxada.	Exercício à sua escolha, seguido por uma corrida de 6 minutos com foco em integrar todo o trabalho do dia à sua corrida.
8	Exercício de mudança de apoio (p. 106), três vezes com cada perna, seguido pelo exercício de mudança de apoio com movimento para a frente (p. 122), por 10 metros direto para uma corrida de 6 minutos com foco na puxada.	Exercício da madeira 2 (p. 128), três vezes com cada perna, seguido pelo exercício de cair para a frente em movimento (p. 129), por 10 metros direto para uma corrida de 7 minutos com foco na queda.	Exercício de bater no pé (p. 133), três vezes com cada perna, seguido pelo exercício de *lunge* frontal com movimento para a frente (p. 134), por 10 metros direto para uma corrida de 7 minutos com foco na pose de corrida e na puxada.	Exercício à sua escolha, seguido por uma corrida de 6 minutos com foco em integrar todo o trabalho do dia à sua corrida.
9*	Exercício de mudança de apoio (p. 106), três vezes com cada perna, seguido pelo exercício de mudança de apoio com movimento para a frente (p. 122), por 10 metros direto para uma corrida de 6 minutos com foco na puxada.	Exercício da madeira 2 (p. 128), três vezes com cada perna, seguido pelo exercício de cair para a frente em movimento (p. 129), por 10 metros direto para uma corrida de 8 minutos com foco na queda.	Exercício de bater no pé (p. 133), três vezes com cada perna, seguido pelo exercício de *lunge* frontal com movimento para a frente (p. 134), por 10 metros direto para uma corrida de 7 minutos com foco na pose de corrida e na puxada.	Exercício à sua escolha, seguido por uma corrida de 6 minutos com foco em integrar todo o trabalho do dia à sua corrida.

* filmagem

CORRIGINDO OS ERROS

Para corrigir os erros em cada fase – pose, queda, puxada – é preciso isolar suas áreas problemáticas, aplicar estratégias corretivas e então integrar as correções à sua passada. No último capítulo, "Tornando-se seu próprio técnico", conhecemos habilidades e técnicas importantes para analisar seus vídeos de corrida, além de estratégias de correção. Dominar esse processo e ter uma mentalidade de corrigir problemas serão as chaves para seu sucesso.

À medida que trabalha no circuito de corrida, você precisa conscientemente continuar melhorando seu poder de concentração mental. Na pose, isso está intimamente ligado à percepção. Você precisa estar profundamente ligado ao que está acontecendo no seu corpo ao correr. Isso nem sempre significa um ponto de descanso; com frequência, é uma atenção mais relaxada no corpo inteiro. Trata-se da atenção momento a momento, e não deixar sua mente divagar, com distrações sobre o trabalho, o jantar ou uma briga que você teve com seu parceiro. Uma ferramenta importante nesse processo é o seu diário de corrida.

O guia a seguir lhe fornecerá os exercícios para cada fase da pose, e exemplos de como escrever no diário. Se estiver com dificuldade com uma dessas fases, dê ênfase aos exercícios prescritos, fazendo até três sequências, descansando 1 minuto entre elas. Para superar os desafios de aprender uma nova técnica, gaste um pouco mais de tempo com os exercícios prescritos e coloque seus pensamentos no papel.

CORRIGINDO SUA PISADA

Seus dois maiores desafios provavelmente serão pisar com a frente do pé e pisar com o pé sob os quadris. Você precisa reforçar isso continuamente.

> ### ACERTANDO O PONTO IDEAL CONSTANTEMENTE
> Cada vez que eu piso, quero acertar a frente do pé, o ponto ideal. Quando piso com o ponto ideal, correr parece algo sem esforço e eu não sinto o desgaste do meu corpo. Estou com dificuldade de acertá-lo consistentemente a cada pisada. Ainda tenho uma tendência a voltar para a pisada com o calcanhar. É fácil acertar o ponto ideal quando corro no lugar. Não consigo nem imaginar correr no lugar com uma pisada de calcanhar.

> Dói só de pensar. Mas se torna um desafio acertar o ponto ideal quando estou em movimento. Preciso usar a mecânica de correr no lugar em movimento. Vou correr no lugar por cerca de 10 a 20 segundos antes de começar minha corrida.

Prescrição

Os exercícios a seguir são úteis para colocá-lo em contato com seu ponto ideal:

- ◆ percepção do corpo;
- ◆ bater no pé para correr;
- ◆ agachamento total do corpo.

> ### UM EXPERIMENTO DESCALÇO
>
> Como experimento, saí para correr descalço num trecho de grama do parque. Corri uma distância pequena apenas, cerca de 40 metros. O objetivo da corrida era entrar em contato com meu ponto ideal, minha pisada perfeita. Correndo descalço, percebi essas diferenças com relação a quando uso tênis:
>
> - Minha pisada foi mais suave.
> - Eu pisei com a frente do pé.
> - Eu pisei com o pé bem sob os quadris.
> - A parte de cima do meu corpo ficou mais vertical.
> - Minha mente ficou totalmente concentrada. Pode ter sido por medo ou apenas porque era uma experiência nova. Minha consciência estava definitivamente alerta. Uma das partes mais difíceis da pose é permanecer mentalmente consciente, passada após passada, e não se distrair, voltando para o velho padrão de correr.

CORRIGINDO A QUEDA

Cair, embora pareça fácil, é um grande desafio (mas por um motivo diferente), porque se resume a se soltar, ou fazer menos. A queda desencadeia um medo psicológico que também precisa ser superado – de que você não vai conseguir evitá-la toda vez, de que você tropeçará. É preciso continuar praticando os exercícios de queda. Para o exercício básico, preste atenção à percepção da queda, e então acrescente o movimento para a frente, mantendo a percepção aguçada da queda na sua sequência de passadas.

MEDO DE ME SOLTAR
Estou com dificuldades com a queda. Ainda tentando controlar demais as coisas, a tirania do velho padrão. Tenho sequências curtas nas quais estou caindo, então volto ao que eu chamo de corrida segura. Estou pisando com o pé à frente do corpo, não sob os quadris. Parece que cair é uma espécie de paradoxo; você tem de se soltar e, ao mesmo tempo, querer fazê-lo, pelo menos enquanto está tentando aprender essa nova forma de correr.

Prescrição

Os seguintes exercícios são úteis para você entrar em contato com a queda:

- da madeira;
- de cair para a frente em movimento para correr;
- de salto na base com movimento para a frente.

MEDO DE ME SOLTAR
Quando ouvi falar da pisada frontal pela primeira vez, achei que era algo que eu deveria buscar ativamente, da mesma forma que executava ativamente a pisada com o calcanhar. Foi uma revelação quando o doutor Romanov explicou que a pisada frontal é uma consequência

da queda, não algo que se faz ativamente. Não consegui entender isso muito bem. Boa parte da nova técnica se resumiu à pisada frontal *versus* a pisada de calcanhar – para mim, era difícil não tentar ativamente a pisada frontal. Achei que ia ser uma simples substituição de uma pela outra. Mas não é tão simples. É mais como uma reforma completa. Preciso me soltar e cair, evitando a queda com a parte da frente do pé, sob os quadris. Devo fazer meus exercícios de queda para aumentar minha percepção da queda.

CORRIGINDO A PUXADA

Por último, mas não menos importante, você enfrentará o desafio da puxada. Puxar é com frequência o maior obstáculo à corrida ideal. É fácil puxar tarde demais ou puxar exageradamente. Puxar é a instância em que você ativamente puxa o pé sob os quadris e se lança na fase de voo. Já que é uma ação muscular, é importante ganhar força para esse movimento. Se está com dificuldades com a puxada e considera a força corporal algo que precisa ser trabalhado, então o primeiro passo é aumentar a força nos músculos posteriores da coxa.

MEDO DE ME SOLTAR

Quando for correr hoje, quero sentir que estou chegando à pose de corrida como uma instância dinâmica da fase de apoio e me concentrar mais na puxada. Sinto que me prendi à ideia de que a pose de corrida é mais estática do que dinâmica. Isso está me fazendo puxar atrasado.

Quero me dedicar à puxada: sentir os músculos da coxa puxando o pé na direção das nádegas, sentir a mecânica da puxada ser liberada no microssegundo em que meu pé livre passa da minha perna de apoio, sentir a magnitude correta, quão alto eu puxo a perna em direção às nádegas, correspondendo exatamente à velocidade que estou correndo. Tentar sentir a conexão entre a altura da puxada e a velocidade. Puxar levanta o corpo para a fase de voo. Quando corro, eu caio. Eu voo. Eu aterrisso.

Prescrição

Os seguintes exercícios são úteis para fazê-lo entrar em contato com a puxada:

- mudança de apoio;
- mudança de apoio com movimento para a frente;
- salto tocando o calcanhar.

ESTABELECENDO PRIORIDADES E CONFUSÃO

Preciso estabelecer prioridades. Eis uma lista do que preciso pensar nas minhas corridas desta semana.

- Desistir da ideia da pisada frontal como algo que faço, da maneira que eu costumava pisar com o calcanhar.
- Deixar a pisada ser uma consequência da queda.
- Concentrar-me na puxada.
- Aterrissar com o pé sob os quadris.
- Passar o mínimo de tempo possível apoiado.

Preciso me lembrar: tudo bem ficar confuso. Tudo bem ter dificuldades. Corri de um jeito por muito tempo e esse padrão está profundamente enraizado. É o meu padrão costumeiro, então acabo voltando a ele. Também estou usando os músculos de uma maneira nova. O Método Pose é difícil porque diz respeito a se soltar, usar menos esforço, ser mais eficiente. Eu me sinto mais confortável com o esforço. Sinto que estou trabalhando duro. A velha ética de trabalho protestante. Com a pose, eu tenho de me soltar, fazer menos. Isso me faz sentir culpado e resistir.

AME O PROCESSO

Uma vez que o desafio de cada um é único, a forma como você aplica suas estratégias de correção dependerá de suas necessidades. Diferentes desafios podem surgir em várias fases do circuito de corrida. Você estará no processo de isolar, corrigir e integrar. O objetivo final é a integração. Até os melhores corredores estão sempre se aperfeiçoando. Você estará modificando sua passada pelo resto da vida. É isso que é ótimo em relação à arte e à ciência da corrida, e o motivo de tantas pessoas gostarem de praticá-la. É um processo contínuo de aprendizado e aperfeiçoamento.

Um conselho final: um exercício útil antes de cada treino é o de visualização, descrito a partir da página 137. Você ficará cada vez melhor quanto mais praticá-lo, e terá grandes recompensas se o fizer consistentemente. Além disso, a comunidade e o site Pose lhe fornecerão um poderoso recurso para corrigir seus erros.

EXERCÍCIOS DE CORREÇÃO

Exercício do umbigo

O propósito deste exercício é checar se você está caindo. Você pode fazer este teste a qualquer momento durante sua corrida.

1. Enquanto corre, coloque levemente o dedo médio e o indicador no umbigo.

2. Caia na direção dos dedos a cada passada.

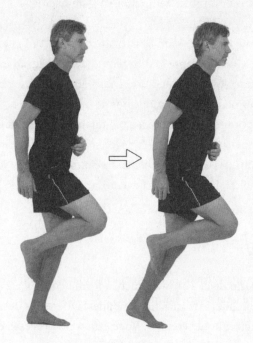

exercício do umbigo

3. Se não houver pressão contra os dedos, você não está caindo de verdade. Concentre-se em se soltar e cair a partir do seu centro a cada passada.

Palma da mão na lombar

O propósito deste exercício é checar a posição da parte de cima do seu corpo. Você pode fazê-lo a qualquer momento durante sua corrida.

1. Enquanto corre, coloque levemente a palma de uma das mãos na lombar.

2. Tente sentir se você está se inclinando para a frente, tentando impulsionar a corrida. Se estiver, traga seu torso para a posição ereta correta.

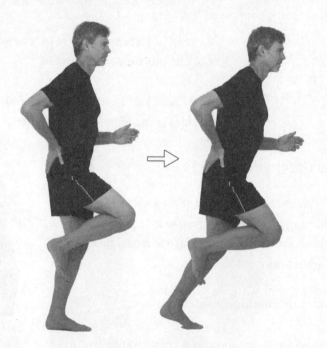

palma da mão na lombar

3. Se sente sua lombar arqueada de forma não natural, então traga sua coluna de volta à forma neutra (sua curva natural).

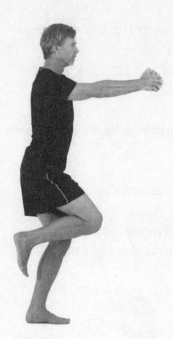

Mãos entrelaçadas na frente do corpo

O propósito deste exercício é checar a passada exagerada, a puxada atrasada e a inclinação para a frente. Você pode fazê-lo a qualquer momento durante sua corrida.

1. Enquanto corre, estenda seus braços à sua frente na altura dos ombros, unindo as mãos e entrelaçando os dedos.

2. Se seus braços se moverem de um lado para o outro, você está exagerando a passada.

3. Se seus braços se moverem para cima e para baixo, você está puxando tarde demais.

mãos entrelaçadas na frente do corpo

4. Se suas mãos estiverem apontando para baixo, você está se inclinando para a frente.

Mãos entrelaçadas atrás do corpo

O objetivo deste exercício é checar se você está se inclinando muito para a frente ou se não está pisando com o pé sob os quadris. Você pode fazê-lo a qualquer momento durante sua corrida.

1. Enquanto corre, una as mãos atrás das costas.

2. A parte de cima do seu corpo está ereta e alinhada ou você sente seu torso inclinando-se para a frente?

3. O seu pé está pisando sob os quadris?

4. Em ambos os casos, faça os ajustes para uma postura ereta e/ou se concentre em pisar com o pé sob os quadris.

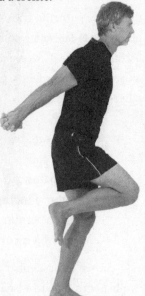

mãos entrelaçadas atrás do corpo

CORRENDO EM SUPERFÍCIES DIFERENTES

Guia para todos os terrenos

Embora não haja nenhum problema em completar toda a parte do circuito de corrida do programa no seu trajeto de corrida habitual, é sempre uma boa ideia – e muito mais divertido – sacudir um pouco as coisas com diferentes superfícies ou até sem calçados.

Este capítulo lhe dará dicas de técnica para correr em esteira, trilha e areia – subindo e descendo morros.

ESTEIRA

A esteira é uma ferramenta que lhe permite manter os treinos constantes durante os dias extremamente frios do inverno, no tempo ruim ou simplesmente em ocasiões em que usá-la é mais conveniente. Às vezes, as circunstâncias tornam esta a única escolha prática. Correr na esteira não é o mesmo que correr na rua; contudo, alguns ajustes devem ser feitos. Como sempre, o objetivo é correr com a biomecânica ideal e livre de lesões.

- ◆ **Tire os sapatos.** Correr descalço na esteira é uma boa ideia para entrar em contato com seu ponto ideal na frente do pé. Se sua academia proíbe correr sem sapatos, faça-o de meias. Mais uma vez, tome cuidado.
- ◆ **Coloque a inclinação da sua esteira entre 1 e 3 graus.** Esse ângulo de inclinação permite que o corpo caia para a frente como faz na corrida de rua.
- ◆ **Mantenha o corpo ereto.** Não se segure na esteira e não incline o corpo para a frente. Continue no alinhamento da pose.
- ◆ **Concentre-se na cadência.** Ao correr na esteira é isto que muda, principalmente quando você aumenta ou reduz a velocidade da cinta. É muito mais fácil manter a cadência alta quando se está correndo numa esteira. Esse aumento na cadência pode ser transferido para sua corrida na rua.

CORRIDA NA TRILHA

Correr numa trilha pode ser divertido – sair do trajeto habitual, correr em meio à natureza. Você não precisa estar num bosque ou nas montanhas. Você também pode correr em trilhas em parques urbanos ou cinturões verdes.

Enquanto correr na rua fornece uma superfície muito uniforme e estável, as trilhas podem mudar passo a passo. Correr numa superfície irregular cheia de acidentes pode fazer você torcer o tornozelo ou cair – nesse caso, você poderá ler o próximo capítulo sobre lesões e como tratá-las.

Mas esses perigos também têm suas vantagens. Quando você corre numa trilha, sua consciência e atenção – portanto sua percepção – aumentam alguns graus e você se concentra naquilo que está fazendo. A superfície irregular e os acidentes levam a um desenvolvimento mais equilibrado de músculos, ligamentos, tendões e articulações. Ensinar a parte de baixo do corpo a pisar no chão numa variedade de ângulos e posições aumenta a base de força que o ajudará a se manter livre de lesões. Correr num ambiente imprevisível desenvolverá um sistema adaptativo e agilidade de reação para a corrida, treinando seu sistema neuromuscular para estar pronto para uma variedade de situações. Também é um ótimo treino psicológico, preparando-o para estar pronto para mudanças rápidas nas condições de corrida sem ficar inquieto ou distraído.

Se boas trilhas estão facilmente disponíveis, não há nada de errado em fazer a maior parte do seu programa nelas, com algumas excursões ocasionais a superfícies tradicionais de rua. Se for preciso dirigir muito para chegar à sua trilha favorita, use-a como uma recompensa no final de uma fase de treinamento, uma pausa psicológica bem-vinda na rotina do dia a dia.

Eis algumas dicas para correr em trilhas:

- ◆ **Redobre sua atenção.** Mantenha o olhar à frente para ver o que está vindo nos próximos 10 a 15 metros, enquanto checa o terreno diretamente à sua frente para detectar qualquer sinal de perigo às suas próximas passadas.
- ◆ **Encurte sua passada.** Como equilíbrio é essencial, você precisa encurtar sua passada para facilitar pisar com o pé sob o corpo e pisar com a frente do pé. Esse é seu lugar ideal de equilíbrio, e isso ajudará a evitar que seu pé derrape ou deslize.
- ◆ **Pise de leve.** Ao correr numa trilha, você precisa ser extraordinariamente leve com os pés e ficar relaxado ao invés de tenso.

- **Varie a velocidade.** A corrida recreativa em trilha não tem a ver com velocidade, mas oferece uma grande oportunidade para correr em diferentes ritmos. Se a trilha se abre numa superfície plana, tire vantagem disso e aumente o ritmo.

CORRER NA AREIA

Correr numa praia irregular e macia pode ser um dos treinos mais difíceis que você fará, enquanto correr na areia dura e compactada será muito fácil. Qualquer variedade oferece uma série de benefícios: fortalece os músculos e ligamentos, desenvolve o equilíbrio muscular nas pernas, estabiliza suas articulações, desenvolve a capacidade aeróbica, afia suas habilidades de interagir com o solo, e – talvez o mais importante – melhora a força muscular equilibrada.

Além disso, correr na areia torna praticamente impossível exagerar na passada. Se você está tendo problemas para romper com os hábitos de empurrar o chão com o pé na saída ou pisar com o calcanhar, deslizando para o meio do pé e os dedos, descobrirá que correr na areia é uma ferramenta muito efetiva para ter a sensação da técnica de corrida apropriada. Enfiar o calcanhar na areia fará com que você afunde rápido. Contudo, se você correr com um toque leve, pisando com a frente do pé e passadas curtas, você não penetrará tão fundo na areia e se moverá com mais facilidade e velocidade.

Não trate a corrida na areia como um treino no sentido convencional de tempo ou distância, mas sim como algo que contribui para dominar a técnica de corrida e o desenvolvimento da força. A areia fofa automaticamente aumenta a intensidade do treino, como o trabalho de velocidade ou correr com um colete com peso. Isso aumenta a dificuldade tanto para seus músculos como para o sistema cardiovascular. Espere que seus músculos queimem. Espere ofegar de verdade. Espere ter dores na panturrilha e no quadríceps, mas perceba que essa dor é uma indicação do desenvolvimento da força.

Eis algumas orientações para correr na areia:

- **Comece com corridas curtas.** No começo, você deve correr intercalando com intervalos de caminhada.
- **Primeiro a técnica, não o ego.** Corra até sentir que é impossível manter a técnica apropriada de corrida; não continue forçando depois que sua forma se perder.

- **Variedade.** Conforme seu programa de treinamento se torna mais rigoroso, varie sua abordagem em relação à corrida na areia, misturando corridas mais longas com corridas de tempo, intervalos médios, corridas de velocidade e correr na areia fofa e na areia dura.
- **Cuidado com a inclinação.** Praias às vezes têm uma inclinação grande que leva até a água. Correr em apenas uma direção nessas praias pode levar seu corpo a se corrigir subconscientemente para esse terreno irregular, o que, por sua vez, pode acarretar lesões debilitantes. Certifique-se de equilibrar isso correndo em ambas as direções ou longe da água, onde a inclinação é menor.

CORRER SUBINDO O MORRO

Isso pode soar contraintuitivo, mas correr subindo o morro é mais fácil do que correr descendo o morro ou mesmo numa superfície plana, pelo menos do ponto de vista da técnica.

Ao correr subindo o morro, é mais difícil cometer muitos dos erros comuns quando se corre numa superfície plana (e ainda mais tentadores quando se corre descendo o morro). Correr subindo o morro faz com que você reduza sua passada. É difícil exagerar na passada, pisar com o calcanhar ou empurrar o chão quando se está subindo um morro.

Eis algumas orientações para subir morros:

- Mantenha o mesmo alinhamento da pose enquanto você corre – não se incline para a frente.
- Corra com passos mais curtos numa frequência mais alta de passadas.
- Mantenha o peso do corpo na parte da frente do pé.
- Mantenha a ação de puxar curta.
- Não empurre o chão nem estique as pernas.

CORRER DESCENDO O MORRO

Correr descendo o morro é mais difícil de fazer com a técnica apropriada, porque há maior ação da gravidade. Então é preciso ajustar sua técnica para acomodar esse aumento na gravidade. Em vez de se concentrar em inclinar-se para a frente, você deve se concentrar em manter o corpo ereto, acima do seu ponto de apoio na frente do pé. A tendência de exagerar a passada ao correr descendo o morro pode ser irresistível. É fácil começar a voar descendo o morro, mas as consequências do aumento do impacto em suas pernas na frente do corpo serão extremamente negativas.

Seus esforços musculares também devem ser reduzidos em comparação com correr numa superfície plana, e sua puxada do pé do chão deve ser mínima – apenas um pouco afastada do chão, com uma cadência mais alta do que numa superfície plana. Ao fazer isso, você nunca perderá o controle do seu ritmo de corrida. Eis algumas orientações adicionais:

- Mantenha seu corpo alinhado, com o peso acima do ponto de apoio na parte da frente do pé, como se você corresse no lugar.
- Não estenda seus pés na frente do corpo. Pise com os pés bem debaixo dos quadris, o máximo possível.
- Encurte sua passada, concentrando-se na puxada.
- Aumente a cadência.
- Mantenha a ação de puxar curta (apenas o suficiente para romper o contato com o chão).

LESÕES COMUNS

Prevenção e tratamento

Na maioria dos casos, tais lesões se originam dos efeitos cumulativos da técnica ruim, culminando em sobrecarga (mais peso do corpo no momento e lugar errados) e mau uso dos tecidos de apoio (obrigando-os a fazer aquilo que não devem fazer). A primeira fase de uma lesão é a aguda. Durante essa fase, você sente dor e fica dias sem treinar. Como resultado, ou você se automedica e espera que a dor desapareça ou procura ajuda médica. A boa notícia: em todos esses cenários, normalmente há melhora. A má notícia: a dor e a lesão frequentemente voltam, e você começa o ciclo vicioso novamente. Com o tempo, a lesão se torna crônica, algo com que você precisa lidar.

A razão para esse ciclo interminável de lesão é que você está tratando o sintoma, não a causa. É preciso corrigir a falha técnica que causa a lesão. A abordagem deste capítulo é a técnica médica. Lesões serão tratadas ao se corrigir o erro de técnica, que é a causa elementar. O objetivo é parar o ciclo da lesão.

Seu erro ocorrerá num dos três *frames* da pose. Ao dar atenção especial a esse *frame*, você corrige o seu desvio e retorna ao padrão. Dessa forma, suas lesões podem ensiná-lo lições difíceis porém valiosas sobre sua técnica. O diagnóstico correto é a chave. Dores e lesões são quase sempre resultados de como você pisa. A maioria dos problemas é causada por passadas exageradas (pisar com o pé na frente do corpo) e inclinação na cintura. Isso coloca seu corpo numa posição vulnerável. Como mostra o gráfico na página seguinte, grande parte das lesões ocorre durante a aterrissagem, mais precisamente durante a primeira metade da fase de apoio.

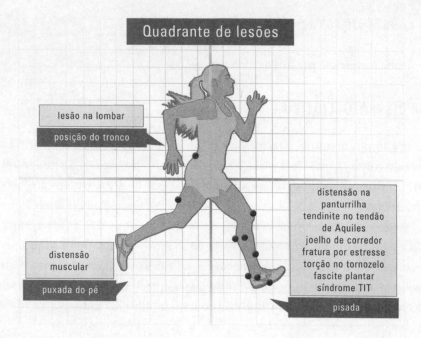

DOR NO JOELHO

A principal causa de dor no joelho é pisar à frente do corpo (passada exagerada). Isso acontece de duas formas comuns:

- Pisar à frente do corpo com o joelho travado.
- Pisar à frente do corpo com o joelho flexionado demais.

Ambas as variações acrescentam um estresse indevido sobre a articulação e os tendões do joelho, a cartilagem e os ligamentos em torno dele. A perna não pode agir como uma mola quando pisa à frente do corpo ou está travada. Assim, as articulações absorvem o impacto. A articulação do joelho não é feita para aguentar peso e carga. Isso é trabalho dos músculos.

Correção

1. Caia para a frente e comece a correr, concentrando-se em puxar seu pé sob os quadris e pisar com a frente do pé, sentindo a ação natural de mola do pé.

2. Corra por 20 a 30 metros.

3. Repita o exercício por três a cinco sequências.

DOR DO TRATO ILIOTIBIAL

Como está no mesmo quadrante da dor no joelho, sua causa é similar: pisar à frente do corpo. A principal variação é o que é definido como uma pisada ampla, com tornozelos e joelhos travados, o que não permite a progressão dos quadris para a frente.

Isso significa que você pisa fora da largura natural dos quadris (seus pés estão muito separados na pisada) e só pode se mover para a frente arqueando as pernas para fora. Isso causa movimento lateral excessivo. Com cada pisada ampla como essa, seus quadris (centro geral de massa) precisam se ajustar e compensar pelo tempo de apoio estendido. Isso deixa o trato iliotibial irritado.

Correção

Faça cinco sequências de dez repetições do exercício de mudança de apoio para a frente (página 122) para executar o movimento dos quadris para a frente.

FASCITE PLANTAR

Mais uma vez, pisar à frente do corpo e um tornozelo rígido (tenso) são as causas dessa lesão agressiva. Há quatro variações para a fascite plantar:

- Pisada com o calcanhar seguida de um padrão neutro que faz com que o pé bata no chão, o que provoca tensão no pé.
- Pisada com o meio do pé com o pé tenso.
- Pisada ativa tensa – tensão nos dedos e no pé em forma de concha, frequentemente forçando para baixo.
- Tênis muito apertados, forçando os pés numa posição espremida.

Correção

1. Complete todos os três exercícios de percepção do peso do corpo – posição de elasticidade, correr no lugar e a pose de corrida descritos nas lições Um e Dois (páginas 88-89, 94).

2. Pule corda por 1 minuto e continue até 3 minutos, concentrando-se no ritmo e reforçando um padrão de pisada apropriado na frente dos pés.

CANELITE

Pisar à frente do corpo é a causa novamente, fazendo com que a parte de baixo da perna aterrisse em ângulo, em vez de perpendicularmente ao chão (também causa fraturas de estresse e síndrome compartimental). Isso cria um efeito cortante no eixo do osso da tíbia quando peso é aplicado. As articulações são feitas para aceitar e aliviar o peso, não aceitá-lo e mantê-lo. Também há um impacto durante a pisada ativa, que produz um efeito de tremor e leva à separação dos tecidos do periósteo do osso.

Correção

Complete dez repetições dos exercícios de mudança de apoio (página 106), descansando 30 segundos entre elas. A ideia é fazer com que seu corpo fique ligado em pisar com o pé sob os quadris, sem sobrecarregar a tíbia.

DOR NA LOMBAR

Pisar com o pé à frente do corpo é, novamente, a principal causa. A lombar sofre quando você compensa essa pisada se inclinando para a frente com a parte de cima do corpo, em vez de manter seu torso na posição vertical.

Correção

Complete cinco repetições do exercício de cair na parede 2 (página 127) a partir da posição de elasticidade e cinco repetições em cada perna a partir da pose de corrida. Concentre-se em cair a partir da parte inferior do corpo, mantendo a parte de cima alinhada verticalmente durante a queda.

TENDINITE DO TENDÃO DE AQUILES

Sua causa frequente é pisar com a articulação do tornozelo travada de forma que o calcanhar não toque o chão. Isso coloca o tendão de Aquiles numa posição de estresse, e ele não pode se estender para absorver o impacto. A outra causa é empurrar com o pé para movimentar-se para a frente. Ambos os problemas de técnica criam forças opostas, que não permitem que o tendão se estenda apropriadamente e alivie o peso. Isso também tem efeitos em cadeia. O tendão de Aquiles é a primeira linha de defesa para absorver o impacto, que então se irradia pelo resto do corpo. Se ele não consegue aceitar a carga, o resto do corpo sofre.

Correção

1. Pule corda com uma ou duas pernas a uma cadência de três saltos por segundo ou 180 saltos por minuto. Três a cinco sequências de 30 segundos a 1 minuto de duração.

2. Exercício com movimento para a frente. Três a cinco sequências de 20 metros a cada vez.

3. Saia para uma corrida leve de 1 a 3 minutos de duração. Três a cinco sequências com foco em relaxar os tornozelos e permitir que os calcanhares beijem o chão depois de pisar com a frente do pé.

QUANDO AS CORREÇÕES NÃO FUNCIONAM

Claro, é importante levar em conta o nível de dor que você está sentindo. Se não sentir um nível alto de dor, então provavelmente você pode corrigir o problema antes que se torne uma fratura por estresse, a cartilagem se desgaste ou um músculo ou tendão se distenda. Se seu nível de dor é alto, contudo, todos os exercícios de corrida devem ser evitados, para que a lesão não se agrave.

Além disso, lembre-se sempre de começar devagar e aumentar o ritmo aos poucos. Se você está com dificuldades com o treino ou uma sequência de exercícios, não force! Não se esqueça: uma lesão não é simplesmente um problema, é uma oportunidade de corrigir uma falha na técnica, ajustar seu ritmo e se tornar um corredor melhor.

PARTE QUATRO

VÁ ATÉ O LIMITE

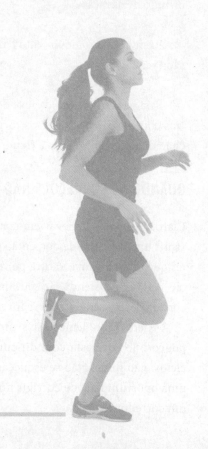

MACACO GRANDE, MACACO PEQUENO

Como avaliar as necessidades de treinamento do seu corpo

Programar uma rotina de treinos é sempre complicado. É um paradoxo. Deveria ser para o indivíduo, mas tem sempre como base certos princípios que supostamente são válidos universalmente. Por fim, você é responsável por ouvir seu corpo e saber o que é melhor para si mesmo a qualquer dia. É claro, você não estará certo toda vez, mas esta parte do livro aumentará suas chances e ajudará a tomar as decisões corretas.

Por quase quinze anos, a partir do fim dos anos 1920, no meu país natal, a Rússia, uma equipe de cientistas conduziu um estudo pioneiro sobre a atividade espontânea da energia dos mamíferos. Vamos chamá-lo de "Macaco Grande, Macaco Pequeno". Nesse estudo, macacos eram colocados em jaulas grandes onde podiam se movimentar, escalar e realizar uma variedade de atividades e ações. Esses movimentos podiam ser contados e tabulados. À medida que os cientistas coletavam dados em relação ao que constituía a atividade normal para cada macaco, ficou claro que alguns deles se movimentavam mais que outros. Na segunda etapa do experimento, os mesmos animais foram colocados em jaulas restritas onde não podiam se movimentar durante metade do dia. Então eram soltos de volta nas jaulas grandes pela segunda metade do dia. O que os pesquisadores descobriram era que todos os macacos compensavam sua movimentação durante a segunda metade do dia, a fim de alcançar sua atividade normal – quer ela fosse alta, média ou baixa –, por um período de vinte e quatro horas. Experimentos posteriores, nos quais as cotas de atividade individual eram reduzidas ou aumentadas, apresentaram resultados semelhantes. Por exemplo, privar um macaco de sua atividade habitual por meia semana resultava em um aumento de atividade durante a segunda metade da semana, de forma que a atividade correspondesse ao gasto de energia básico de cada macaco para uma semana normal. Quando os pesquisadores intencionalmente acrescentaram movimentos acima da atividade espontânea semanal de um macaco, até duas vezes seu nível médio, o oposto aconteceu: o macaco reduziu sua atividade na semana seguinte – "férias símias", que permitiram ao macaco compensar a "sobrecarga" individual da semana anterior.

O experimento é significativo para o treinamento esportivo humano por razões óbvias. Ao criar um programa de treinamento, é essencial saber se você é um macaco de grande energia, um macaco de energia mediana ou um macaco de pequena energia. Isso não tem nada a ver com o seu tamanho. Um atleta de ossos grandes e musculoso provavelmente é mais um macaco de pequena energia, e um atleta magro de altura média pode ser um macaco de grande energia.

Durante meu doutorado, fui aluno de Vladimir Dyachkov, o excepcional técnico soviético que treinou o recordista mundial e campeão olímpico Valery Brumel. Tive acesso aos registros de treinamento de Brumel de quando ele estabeleceu seus recordes mundiais entre 1960 e 1964.

Percebi, nesses diários de treino, que ser um macaco pequeno, como era Brumel, não afetou seu brilhante desempenho. A grande revelação foi esta: quando aumentava seu volume de treinamento de três a quadro dias por semana para seis dias, sua condição e desempenho caíam.

Avance para a pesquisa pioneira feita por um dos maiores fisiologistas do exercício dos Estados Unidos, o doutor David Costill. Seu trabalho revelou que o VO_2 máximo (sua capacidade de consumir oxigênio efetivamente por atividade) pode ser melhorado em apenas 10% a 15% a partir do ponto inicial de treinamento. Além disso, leva cerca de doze semanas para chegar a esse nível, a partir do qual ele atinge um platô, apesar do treinamento contínuo. Em outras palavras, seu VO_2 máximo chega a um pico. Nem um alto volume nem um aumento de intensidade de treinamento podem aumentar seu VO_2 máximo além do limite com o qual você nasceu.

Então a questão é: como descobrir qual tipo de macaco você é? Determinar em que categoria você se encaixa é em grande parte uma questão de tentativa e erro. Isso requer verificar como você se sente no aspecto físico e psicológico. Se seu treinamento não estiver correspondendo à sua predisposição genética, as consequências provavelmente se mostrarão no seu diário de treinamento na forma de uma frustração inexplicável, críticas exageradas e redução mensurável nos tempos de desempenho. É muito provável que você esteja treinando demais e precisa dar um passo atrás. Por outro lado, se você suspeita que está entre os 15% da população que precisam se exercitar todos os dias em grande volume, tente aumentar um pouco a intensidade do treinamento. Se seu humor melhorar, você provavelmente é um macaco de grande energia.

Depois de ter uma ideia de sua disposição para treinar, você estará pronto para aprender a construir um programa. Assim, os quatro fatores básicos a considerar são: volume, intensidade, variedade e descanso.

- **Volume:** Quantos quilômetros você está fazendo por semana? Seu treino ocorre em quantos dias na semana? Por quantas semanas você manteve esse nível de exercício? Toda atividade física deve estar incluída – jogar basquete, levantar pesos ou fazer uma aula semanal de spin.
- **Intensidade:** Com que velocidade você está correndo – quão perto de sua velocidade máxima? Corrida de velocidade é de alta intensidade. Uma corrida leve seria um treino de baixa intensidade.
- **Variedade:** Com que frequência seu treino varia? Você faz a mesma coisa todos os dias? Seu treino muda todo dia? Você muda seu treino propositalmente para atingir determinado objetivo? A variedade deve ser planejada, não simplesmente aleatória.
- **Descanso:** No nível mais básico, descanso significa simplesmente um tempo sem se exercitar para que você possa se recuperar. É sua ferramenta para prevenir o treinamento exagerado. Assim como com a variedade, ele deve ser planejado.

Esses quatro componentes trabalham juntos como uma orquestra. Eis algumas orientações gerais para fazê-los funcionar em harmonia.

Você nunca deve aumentar o volume e a intensidade ao mesmo tempo – esta é uma receita para o treinamento exagerado. Se você está num programa que consistentemente aumenta o volume e a intensidade ao mesmo tempo, o corpo logo vai reclamar. Ele não consegue lidar com esse estresse por longos períodos.

A variedade deve ser aplicada com propósito, ao longo de um ciclo de treinamento – quer seja uma semana, um mês, três meses, seis meses ou um ano. A forma como você mapeia o ano dependerá de seus objetivos pessoais, de seu nível de condicionamento, das corridas das quais pretende participar ou das distâncias que deseja atacar.

Vamos olhar para a janela de uma semana. Digamos que na segunda-feira você faça trabalho de velocidade, que é de alta intensidade; na quarta, você faz um treino de baixa intensidade para a distância; no sábado, corre numa trilha ou na praia. Esse seria um exemplo de bastante variedade durante uma semana. Olhando mais longe, você também poderia fazer um ciclo de quatro semanas, concentrando-se em trabalho de velocidade três vezes por semana. Isso significa que cada treino se concentrará na velocidade (sem sessões de resistência). Tudo depende dos seus objetivos.

Agora vamos olhar para o descanso como uma parte-chave do seu quadro geral como corredor. Atletas profissionais têm uma temporada de folga, mas muitos corredores recreativos correm o ano inteiro. Você precisa tirar um pouco de tempo todo ano. É aí que a palavra "transição" entra em cena com o conceito de descanso. Transição significa dar ao seu corpo a chance de se recuperar para que você possa ir ao próximo nível em termos de desempenho. Um período de transição pode ser de três a quatro semanas. Não significa que você vai se tornar um sedentário. Significa mudar seu treino e se dar um descanso mental também. Você pode fazer ioga por um mês ou pedalar numa bicicleta ergométrica enquanto lê aquele livro que estava esperando para ler. Talvez possa receber algumas massagens. No final desse período de transição, comece a planejar seu próximo ciclo de treinamento.

Eis suas ferramentas básicas. Como uma forma de aplicar esses conceitos, esboce seu ano ideal de treinamento, incluindo seu mês de período de transição.

Você também pode usar esses princípios para avaliar o programa de um livro, de uma revista ou de um site e verificar se você está pronto para começar.

E não se esqueça de levar em conta que tipo de macaco você é.

PROGRAMAS DE TREINAMENTO

Para 5 km, 10 km, meia maratona, maratona

Treinar, à primeira vista, parece uma agenda simples para desenvolver um novo nível de capacidade de correr. E isso é verdade, mas também diz respeito a desenvolver sua confiança e percepção. Um programa de treinamento aumenta sua confiança aos poucos. É um processo de descobrir como sua mente e seu corpo estão lidando com a carga. Num programa bem elaborado, você aprende a reconhecer seu limiar de fadiga, melhorar a concentração e manter afastados os pensamentos negativos.

No cerne de qualquer programa de treinamento há "mensuráveis", isto é, dados que você usa para documentar seu progresso, avaliar seus métodos e prevenir o treinamento exagerado. Eles medem sua velocidade em determinado treino, a distância percorrida a diferentes velocidades e os quilômetros que você correu.

Cada programa de treinamento a seguir requer que você treine pelo menos três vezes por semana. As sessões de treinamento contam com três partes: aquecimento, treino principal e trabalho de força – e, é claro, você deve manter seu diário de corrida atualizado durante todo o processo. Cada semana incluirá uma variedade de tempos e distâncias, e incluirá trabalho de velocidade.

Treinar a diferentes velocidades trabalha seus principais sistemas de energia. Você precisa treinar com todas as suas marchas, assim como um carro precisa sair na rua e andar na sua velocidade máxima, limpando as teias de aranha. Isso afina e condiciona seu motor atlético para o desempenho ideal. Para atingir seus objetivos, isso é mais importante do que progressivamente acrescentar distância ao seu programa de treinamento semanal. Uma semana de 160 km não significa que você está pronto para um alto desempenho numa maratona. Provavelmente, significa que você está debilitado ou machucado, impossibilitado de correr a maratona.

Estudos mostram que treinamentos de alta quilometragem têm benefícios fisiológicos limitados a partir de certo ponto. O pioneiro do condicionamento, doutor

Kenneth Cooper, foi o primeiro a confirmar isso em sua pesquisa. Utilizei seu trabalho e minha própria pesquisa ao longo dos últimos trinta anos para criar programas elaborados a fim de lhes dar a base fisiológica para cada distância de corrida sem um treinamento de alta quilometragem desnecessário, que gera um desgaste no corpo também desnecessário. O único benefício de um treinamento de alta quilometragem é mental: você tem a confiança de que consegue completar uma corrida longa. Com algumas corridas de longa distância no currículo, a confiança estará lá e seu foco pode ser seus recordes pessoais.

O bloco das primeiras quatro semanas o prepara para 5 km; cada bloco então acrescenta ao bloco anterior a fim de guiá-lo no caminho até a maratona. Funciona assim: para correr apenas 5 km, você completa o ciclo das primeiras quatro semanas. Para correr 10 km, você passa para o próximo ciclo de quatro semanas. Essa progressão é a mesma para as corridas mais longas: para a meia maratona, você continua o próximo ciclo de quatro semanas (um programa de treinamento de doze semanas), e para a maratona você vai até o último ciclo de quatro semanas (fazendo com que o tempo total de treinamento para a maratona seja de dezesseis semanas).

Se você é avesso a agendas e quer improvisar, aqui vão três orientações simples para ajudá-lo a aproveitar melhor sua experiência. Mais uma vez, será preciso correr um mínimo de três vezes por semana, e você deve continuar a completar as rotinas de mobilidade de força praticadas até então.

1. Dia da distância: Neste dia, corra a distância mais longa (ou pelo maior tempo). Faça isso no ritmo com o qual se sente bem e desfrute.

2. Dia de intervalo: Corra no ritmo com o qual se sente bem e, quando sentir vontade, aumente o ritmo até ficar sem fôlego, então volte ao ritmo normal até se recuperar. Tente repetir isso cinco vezes durante sua corrida. Neste dia, você percorre uma distância menor do que a do dia da distância.

3. Trabalho de velocidade: Durante sua corrida, faça algum trabalho de velocidade. Você pode fazer antes, no meio ou no final de um treino de *jogging* (uma corrida leve de 10 a 15 minutos no ritmo com o qual você se sente bem). Não descanse o bastante para se recuperar completamente. Vá além. Tente fazer até dez corridas de velocidade de cerca de 40 metros. O tempo total de corrida para esse dia é menor do que o do dia de intervalo.

Você terá de ajustar o volume total de seus treinos à distância da corrida para a qual está treinando. Além disso, tente evitar treinar todos os dias, mesmo que esteja improvisando.

AS CORRIDAS: 5 KM, 10 KM, MEIA MARATONA, MARATONA

As agendas de treinamento a seguir requerem que você corra no mínimo três vezes por semana. É claro, como a maioria de nós têm limiares de energia grandes o bastante para sustentar atividade mais frequente, você deve esperar acrescentar um dia ou dois de corrida ou *cross-training* à sua agenda semanal. Apenas certifique-se de que é uma corrida fácil – nada de corrida de velocidade, *fartlek** ou corridas de tempo nos dias de corrida extra.

O mais importante: complete sua rotina de mobilidade e força tão fielmente como em cada estágio do programa até o momento. Agora que estará correndo uma quilometragem séria, essas rotinas são mais importantes do que nunca. O mesmo vale para o seu diário de corrida. Com o aumento da distância, há o aumento da probabilidade de que falhas técnicas levem a lesões. Documentar seus treinos permitirá detectar problemas antes que saiam do controle. Você precisa estar especialmente consciente de sua técnica quando a fadiga se instala. Seu diário é uma forma de acompanhar conscientemente o que com frequência acontece inconscientemente. Se não estiver ciente de seus problemas técnicos, não poderá corrigi-los.

O mesmo vale para filmagens. Todos os elementos nesse programa funcionam juntos como um sistema integrado. Continue gravando e analisando a si mesmo em vídeo, periodicamente, durante seu programa de treinamento. Os asteriscos nas tabelas das páginas seguintes mostram os melhores momentos para gravar sua forma de corrida.

Como usar a tabela pronta para corrida

O programa de treinamento pronto para corrida foi elaborado a fim de levar seu treino ao próximo nível depois que você completou as dez lições e o circuito de corrida de nove semanas. Eis algumas orientações básicas:

---

* *Fartlek* é uma palavra sueca que significa troca de velocidade. É uma forma simples e natural de treinamento de velocidade que pode ser incluída em qualquer corrida diária. Durante uma corrida de determinada distância, você acelera – até o próximo poste, até uma árvore, até qualquer sinalizador. Quando tiver atingido a velocidade almejada, você pode passar a trotar para se recuperar. (N.E.)

- Se os treinos para a primeira semana do programa forem muito difíceis, comece com um tempo e uma distância com os quais você se sinta confortável, e trabalhe até atingir os objetivos da semana um.
- Durante os dias de velocidade, se o treino for muito difícil, descanse mais tempo entre cada corrida ou corte o número de repetições para cada corrida. Em geral, você deve descansar por 90 segundos entre corridas ou até recuperar o fôlego.
- Para evitar confundir as frações e manter os números simples, as distâncias são medidas numa mistura familiar de milhas e quilômetros.
- O programa foi elaborado para um corredor de nível médio. Você pode fazer o download de tabelas para níveis diferentes, de iniciante a avançado, em posemethod.com.

Lembre-se: a qualidade está sempre acima da quantidade. Você ainda precisa se manter vigilante para dominar uma nova técnica. Tudo isso tem o mesmo conjunto de objetivos que discutimos desde o início: correr mais rápido, mais longe e sem lesões para toda a vida.

Corrida	Semana	Dia Um	Dia Dois	Dia Três
5 km, 10 km, meia maratona, maratona	1*	8 km (47 – 50 minutos) 5 × 200 metros (48 – 51 segundos)	1 km (4:35 – 4:54 minutos) 5 × 800 metros (4:06 – 4:22 minutos) 400 metros (1:40 – 1:46)	2 km (9:23 – 10:00 minutos)
	2	10 km (56:40 – 60:00 minutos) 5 × 200 metros (48 – 50 segundos)	400 metros (1:40 – 1:46 minutos) 10 minutos de corrida leve 2 × 1 km (4:35 – 4:54 minutos) 2 × 600 metros (2:40 – 2:46 minutos)	30 minutos de corrida leve 2 × 3 km (14:06 – 15:05 minutos)
	3*	10 km (56:40 – 60:00 minutos) 5 × 200 metros (48 – 50 segundos)	400 metros (1:40 – 1:46 minutos) 10 minutos de corrida leve 2 × 1 km (4:35 – 4:54 minutos) 2 × 600 metros (2:40 – 2:46 minutos)	30 minutos de corrida leve 3 km (13:40 – 14:38 minutos) 2 km (8:53 – 9:30 minutos)
	4	30 minutos de corrida leve	20 minutos de corrida leve 5 × 200 metros (48 – 50 segundos)	**Corrida de 5 km**

* Gravação em vídeo

Corrida	Semana	Dia Um	Dia Dois	Dia Três
10 km, meia maratona, maratona	**5***	2 km (9:58 – 10:45 minutos) 1 km (4:47 – 5:06 minutos) 600 metros (2:50 – 3:02 minutos) 400 metros (1:39 – 1:46 minutos)	16 km (1h43 – 1h48) 5 × 200 metros (49 – 50 segundos)	10 km (53:20 – 57:00 minutos)
	6	2 × 2 km (9:23 – 10:00 minutos) 2 × 1 km (4:40 – 4:58 minutos) 600 metros (2:40 – 2:51 minutos) 400 metros (1:34 – 1:40 minutos)	Meia maratona (2h09 – 2h16) 5 × 200 metros (48 – 50 segundos)	10 km (51:20 – 54:45 minutos)
	7	2 km (9:10 – 9:48 minutos) 1 km (4:20 – 4:38 minutos)	8 milhas (1h22 – 1h26) 3 × 200 metros (47 – 50 segundos)	10 km (50:14 – 53:36 minutos)
	8	2 × 600 metros (2:50 – 3:00 minutos) 2 × 400 metros (1:36 – 1:42 minutos)	5 minutos de corrida leve 5 × 200 metros (47 – 50 segundos)	**Corrida de 10 km**
Meia maratona, maratona	**9***	1 milha (7:50 – 8:36 minutos) 800 metros (4:16 – 4:32 minutos) 600 metros (2:51 – 3:03 minutos)	2 × 400 metros (1:45 – 1:52 minutos) 5 km (27:16 – 29:10 minutos)	10 milhas (1h29 – 1h31) 5 × 200 metros (47 – 51 segundos)
	10	2 × 1 milha (7:46 – 8:18 minutos) 2 × 800 metros (4:17 – 4:22 minutos)	2 × 5 km (27:16 – 29:10 minutos) 2 × 400 metros (1:40 – 1:46 minutos)	Meia maratona (1h54 – 2h00) 5 × 200 metros (47 – 51 segundos)
	11*	1 milha (7:10 – 6:38 minutos) 800 metros (3:51 – 4:07 minutos) 600 metros (2:36 – 2: 47 minutos)	5 km (25:39 – 27:23 minutos) 3 × 400 metros (1:34 – 1:40 minutos)	10 milhas (1h27 – 1h29) 5 × 200 metros (46 – 48 segundos)
	12	2 × 600 metros (2:50 – 3:00 minutos) 2 × 400 metros (1:36 – 1:42 minutos)	5 minutos de corrida leve 5 × 200 metros (47 – 50 segundos)	**Meia maratona**

* Gravação em vídeo

Corrida	Semana	Dia Um	Dia Dois	Dia Três
Maratona	13*	10 km (50 – 60 minutos)	2 × 2 km (9:58 – 10:42 minutos) 600 metros (2:46 – 2:58 minutos) 400 metros (1:46 – 1:50 minutos)	Meia maratona (2h00 – 2h06) 5 × 200 metros (48 – 50 segundos)
	14	2 horas de corrida fácil 2 × 3 km (15:06 – 16:03 minutos)	10 km (53:20 – 57:00 minutos) 600 metros (2:46 – 2:58 minutos) 400 metros (1:40 – 1:46 minutos)	Meia maratona (1h57 – 2h03) 5 × 200 metros (48 – 50 segundos)
	15	1 hora de corrida fácil 2 km (9:23 – 10:00 minutos) 600 metros (2:36 – 2:47 minutos)	1 hora de corrida fácil 600 metros (2:52 – 3:08 minutos) 400 metros (1:43 – 1:50 minutos)	10 milhas (1h29 – 1h33) 5 × 200 metros (47 – 49 segundos)
	16	10 km (1h00 – 1h04)	5 × 200 metros (ritmo fácil)	**Maratona**

* Gravação em vídeo

CORRENDO PELA VIDA INTEIRA

Permanecer saudável, divertir-se, registros pessoais

Então você concluiu o programa, talvez até tenha participado de algumas corridas. Mas esse é apenas o primeiro passo. As nuances e recompensas da corrida são em cada detalhe tão complicadas quanto nos famosos esportes de vida inteira, como o golfe e o tênis. Assim como os jogadores de golfe passam a vida inteira trabalhando seus movimentos e ainda têm dias bons e dias ruins em campo, você estará constantemente avaliando e aperfeiçoando sua forma, desfrutando de dias em que correr é algo que você faz sem esforço e esforçando-se nos dias em que é um desafio. O importante é que agora você tem as ferramentas e as técnicas para uma vida inteira de corrida. Se você adora correr, por que não ser o melhor corredor?

Continue criando seu próximo conjunto de objetivos. Se você atingiu um recorde pessoal na corrida de 10 km no mês passado, considere treinar para uma maratona. Mas também se lembre de fazer isso de forma gradual. Sempre comece novamente pela semana um para não se sobrecarregar com muito volume de uma só vez – a velocidade de suas corridas e os intervalos obviamente aumentarão quanto mais você treinar, mas seu esforço deve permanecer constante. É essencial manter as rotinas de preparação para o movimento e a força, assim como é essencial continuar analisando sua forma em vídeo e manter um diário detalhado de corrida. À medida que os meses e os anos se passarem, você terá o prazer de verificar suas observações e constatar como padrões de esforço, recuperação e a técnica refinada resultam numa vida inteira de corrida. Hoje, no ano que vem, daqui a uma década, você é e será um corredor consciente, sempre melhorando sua percepção, sempre buscando acertar a passada perfeita o tempo todo.

APÊNDICE

Cola

REGRAS PARA UMA BOA TÉCNICA DE CORRIDA

1. Caia movendo seus quadris (centro geral de massa) além do seu ponto de apoio (a parte da frente do pé).

2. Mantenha os ombros, quadris e tornozelos no alinhamento da pose.

3. Sempre mantenha os joelhos flexionados; não os deixe retos.

4. Mantenha o peso do corpo na parte da frente do pé.

5. Mude de apoio rapidamente de um pé para o outro.

6. Puxe o tornozelo do chão diretamente abaixo dos quadris.

7. Faça com que seu tempo de apoio seja curto.

8. Não empurre com o pé nem dê impulso com o joelho, tentando usar a coxa e os músculos quadríceps para impeli-lo para a frente. Em vez disso, aproveite o poder da gravidade.

9. Não pise com o calcanhar nem ponha peso nos calcanhares quando estiver em apoio. Seus calcanhares devem tocar o chão apenas levemente.

10. A queda começa quando o calcanhar do seu pé de apoio sai do chão.

11. A queda termina quando o pé de sua perna livre passa o joelho de sua perna de apoio.

12. Não tente aumentar sua passada ou amplitude de movimento para aumentar sua velocidade.

13. Não se fixe na pisada. Foque a puxada.

14. Suas pernas devem pousar sem esforço, sem desgaste muscular.

15. Mantenha seus pés numa posição neutra.

16. Os braços atuam para contrabalancear as pernas.

ERROS COMUNS NA CORRIDA

1. Pisar com o calcanhar primeiro.

2. Pisar à frente do corpo – passada exagerada.

3. Usar os músculos quadríceps (empurrar) em vez dos posteriores da coxa para puxar seu pé do chão.

4. Pisar com os dedos dos pés na frente dos quadris (seu centro geral de massa).

5. Não pisar com os dedos dos pés – conhecido como flexão plantar.

6. Pisar ativamente com a parte da frente do pé.

7. Tensão muscular demais em partes do corpo que não estão fazendo o trabalho principal.

8. Atrasar a puxada.

9. Manter os ombros rígidos e não aliviar o peso.

10. Movimentar demais os braços.

11. Pensar errado, sem dar a si mesmo os comandos apropriados.

12. Imagens erradas, não ser capaz de ver a técnica apropriada na sua mente.

AVALIAÇÃO DO EXÉRCITO DOS ESTADOS UNIDOS

Desenvolvi a seguinte avaliação de treinamento para o Exército dos Estados Unidos, a fim de oferecer aos soldados uma ideia de quais seriam seus tempos para corridas de diferentes distâncias. O mesmo sistema funcionará para você. O primeiro passo é medir seu tempo numa corrida de 400 metros na sua velocidade máxima. Um alerta rápido: isso é apenas um teste. Você criou uma base de condicionamento com seu circuito de nove semanas, mas seja conservador com a segurança e use o bom senso ao se esforçar para esse teste. Sua velocidade máxima deve ser segura, e você não deve sentir que vai desmaiar no fim do teste. Além disso, certifique-se de que está apropriadamente aquecido. Seu tempo de 400 metros se torna uma marca de referência para predizer seus tempos de corrida na tabela a seguir. Isso lhe dará uma noção de onde está e o ajudará a estabelecer objetivos práticos.

TABELA DE INTER-RELAÇÕES ENTRE O TEMPO DE 400 METROS COM CORRIDAS DE DIFERENTES DISTÂNCIAS

Maratona	2:30.0	2:45.0	3:00.0	3:15.0	3:30.0
400 m	56.0 – 59.0	61.0 – 64.0	1:07.0 – 1:10.0	1:13.0 – 1.16.0	1:18.0 – 1:21.0

Meia maratona	1:20.0	1:30.0	1:40.0	1:50.0	2:00.0
400 m	60.0 – 63.0	1:07.0 – 1:10.0	1:15.0 – 1:18.0	1:22.0 – 1:25.0	1:30.0 – 1:33.0

10 km	35:00	40:00	45:00	50:00	55:00
400 m	1:02.0 – 1:05.0	1:10.0 – 1:13.0	1:19.0 – 1:22.0	1:27.0 – 1:30.0	1:36.0 – 1:39.0

5 km	18:00	21:00	24:00	27:00	30:00
400 m	1:03.0 – 1:06.0	1:13.0 – 1:16.0	1:24.0 – 1:27.0	1:34.0 – 1:37.0	1:45.0 – 1:48.0

ANATOMIA DE UMA PASSADA

CALCANHAR	MEIO DO PÉ	FRENTE DO PÉ
Articulações absorvem o impacto	Excesso de tensão no joelho	Tensão mínima nas articulações

- Articulações de tornozelo, joelho e quadris travadas
- O impacto absorve até 3 vezes o peso corporal a cada passada
- Tempo de apoio mais longo
- Supinação e pronação

- Efeito de freio: sempre à frente do corpo
- A ação de alavanca no joelho produz excesso de tensão
- Pisada com o pé chato: difícil de reproduzir consistentemente
- É anatomicamente impossível pisar com o arco

- Destravadas: impacto redistribuído
- Mínimo efeito de freio e tensão nas articulações
- Tempo de apoio mais curto
- Máxima elasticidade

Eis um esquema com observações sobre como correr da maneira ideal.

ANATOMIA DE UMA PASSADA (continuação)

PISADA ATRÁS	POSE DE CORRIDA	QUEDA
Fisicamente impossível	Equilíbrio ideal	Correr mais rápido

PISADA ATRÁS

- O peso do corpo está atrás do pé
- Não temos a força para produzir o movimento rotacional do corpo
- Quando o peso do corpo não está disponível, os músculos não trabalham

POSE DE CORRIDA — Invariável

- A frente do pé para pose é a transferência mais eficiente do corpo para a frente
- Facilita a aceleração via rotação
- Alinhamento equilibrado de cabeça, ombros, quadris e pés
- Elasticidade: corpo em formato de S

QUEDA — Invariável

- O grau da queda determina sua velocidade de corrida
- Cair na posição de pose é a forma mais eficiente de acelerar
- Mover os braços ativamente não contribui diretamente para o movimento para a frente

ANATOMIA DE UMA PASSADA (continuação)

IMPULSO COM O JOELHO	EMPURRAR O CHÃO	PUXADA
Desacelera você	Energia desperdiçada	Correndo mais

- Enfatiza demais o uso dos flexores dos quadris
- Desacelera o centro geral de massa para compensar o movimento para a frente da perna livre

- Empurrar o chão é possível apenas na direção vertical, aumentando nossa oscilação vertical mas fornecendo pouco movimento horizontal
- O tornozelo é a articulação mais lenta do nosso corpo e apenas 2% do nosso peso corporal

Invariável

- Em corredores médios é preciso aumentar a cadência em 15 passos por minuto para começar a utilizar a elasticidade músculo-tendão
- A eficiência mecânica pode aumentar a economia da corrida
- A magnitude da ação de puxar é determinada pelo ângulo de queda

ANÁLISE DE 6 PONTOS DA CORRIDA

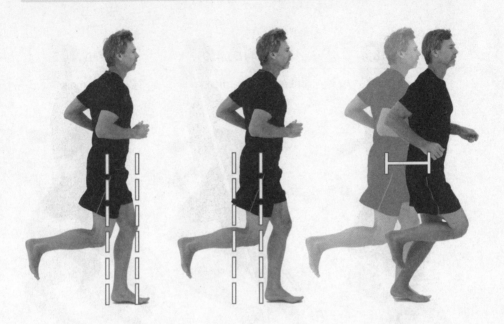

1. CONTATO INICIAL	2. DISTÂNCIA DA PERNA DE TRÁS	3. CONTAGEM DE *FRAMES* ATÉ A POSE
O pé atinge o chão em leve supinação tão diretamente sob o corpo quanto possível	A perna de trás está apenas levemente atrás do corpo no contato inicial	Leva um *frame* para o corpo chegar à pose de corrida

Eis um esquema com observações sobre como correr da maneira ideal.

ANÁLISE DE 6 PONTOS DA CORRIDA (continuação)

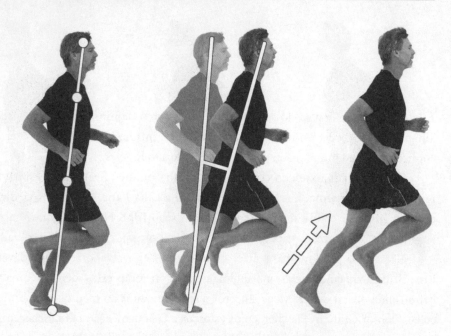

4. ALINHAMENTO DA POSE	5. LIMIAR DE QUEDA	6. CONTAGEM DE *FRAMES* PARA A PUXADA
O alinhamento do corpo na pose de corrida é perto de completamente vertical	Da vertical, caia até que o pé da perna livre passe pelo joelho de apoio	É necessário um *frame* para ir da pose de corrida ao início da puxada

AGRADECIMENTOS

Este livro nunca teria saído sem o tremendo esforço de minha família, colegas e amigos, que forneceram um apoio incansável na minha jornada para trazer este conhecimento ao mundo. Sou para sempre grato a todos eles.

O trabalho apaixonado contínuo da minha mulher, Svetlana, o espírito da minha filha Marianna, a criatividade da minha filha Lana, o trabalho dedicado do meu filho Severin e o apoio caloroso do meu filho Nicky e de minha neta Sophia sempre foram as principais forças motivadoras por trás do meu trabalho.

Não tenho palavras para dizer quanto apreciei a colaboração agradável de Kurt Brungardt, cujo talento me ajudou a expressar todas estas ideias de uma maneira fluida e fácil de ler. Meus sinceros agradecimentos ao meu querido amigo e colega doutor Graham Fletcher, cujos esforços e cuja dedicação para fornecer uma base científica para o Método Pose não têm preço. Muito obrigado a Ben Reid, por seu trabalho criativo ao desenvolver as imagens e as ilustrações para este livro, e ao nosso fotógrafo de mão firme Luis Piñol.

Agradeço a nossos amigos Nicole Vassilaros, Chris Drozd, Ed Bugarin, Carol Jaxon e Eike Schwartz por seu trabalho incansável no estúdio como os melhores modelos de fitness que alguém poderia desejar.

Sou grato ao exército de corredores, triatletas e entusiastas de fitness em todo o mundo que aceitaram o Método Pose como sua forma de correr, o que continua a ser minha inspiração para continuar a aperfeiçoar meu trabalho.

Nicholas Romanov

Em ordem cronológica: obrigado ao doutor Romanov e a toda a sua família por me receber em suas casas em Miami para visitas estendidas, quando trabalhamos no livro. Além disso, obrigado ao doutor R. e a Severin por pacientemente compartilhar seu conhecimento. Obrigado a Dan Strone e a Trident Media por terem confiança no livro. Também gostaria de agradecer aos meus irmãos, que sempre me ajudaram com conversas e conselhos nas áreas do esporte e de fitness. E, é claro, como sempre, à minha mãe, por seu humor, interesse e apoio.

Obrigado a todos na Penguin, aos editores, à equipe de produção e de marketing por trazer este livro aos leitores. Especificamente, gostaríamos de agradecer aos nossos fantásticos editores; esse processo começou com Tara Singh Carlson, e então passou para Liz Van Hoose. Liz o entregou para Ramona Demme, que eventualmente o devolveu para Tara para os últimos estágios – um verdadeiro trabalho de equipe. Agradeço à editora sênior Meredith Burks, por seu trabalho, e finalmente ao editor-chefe Patrick Nola, por seu apoio a este projeto.

Kurt Brungardt

GLOSSÁRIO

alinhamento da posição da pose
A linha de apoio que vai da frente do pé, passando pelos quadris, ombros e orelhas. Esse alinhamento é essencial para aproveitar a energia potencial da queda, usando a gravidade e utilizando a elasticidade músculo-tendão.

andar
Andar é definido como ter um pé de apoio no chão o tempo todo.

ângulo de queda
A velocidade está relacionada com seu ângulo de queda. Imagine que você está equilibrando um daqueles rolos de espuma longos na ponta dos dedos. À medida que ele cai para a frente, você move sua mão diretamente embaixo dele para trazê-lo de volta à sua posição vertical. Quanto mais ele cai para a frente – quanto mais extremo o ângulo –, mais difícil é colocar sua mão debaixo dele para trazê-lo de volta à posição vertical. Uma vez que o rolo de espuma passa de certo ângulo, é impossível colocar sua mão embaixo a tempo, e ele cai no chão. É o mesmo na corrida: quanto mais longe seu corpo cai para a frente, mais rápido você precisa trazer sua perna livre para evitar a queda na posição da pose. Ao correr, você não cai como um rolo de espuma, uniformemente de cima a baixo; você cai a partir dos quadris, ou do centro do seu corpo. Seu torso permanece ereto e não se inclina. Esse é um conceito que você entenderá melhor fazendo.

cadência
Cadência é o número de passos dados em um determinado tempo, normalmente por minuto.

centro de gravidade
O centro de gravidade do seu corpo é o ponto de aplicação da força resultante da gravidade agindo em partes separadas do corpo. Ele também muda dependendo

da sua atividade. Mas, por definição, quando você está parado na posição de elasticidade, seu centro de gravidade estará a 5 cm do seu umbigo.

correr
Correr requer que ambos os pés estejam fora do chão em determinado momento de sua passada – do contrário, você estará andando.

curva em forma de S
Essa é a forma que o corpo assume durante a corrida: o corpo nunca estende totalmente as articulações, mas mantém a postura de uma mola comprimida em forma de S (assim como os animais mais rápidos) durante a corrida, tirando total vantagem da elasticidade músculo-tendão e da restrição geométrica.

elasticidade músculo-tendão ao correr
A elasticidade músculo-tendão é como o corpo lida com o impacto da corrida e transforma uma negativa em positiva. Quando seu pé faz contato com o chão, seus músculos e tendões se estendem e absorvem o impacto. Os músculos e tendões então se encolhem, liberando a energia absorvida de volta para o movimento da corrida, enquanto o peso do corpo deixa o apoio. Um exemplo simples é a ação de um arco e flecha. Puxar a corda do arco para trás é como estender e carregar o músculo. Soltar a corda (e deixar a flecha voar) é como o tendão se encurtando e liberando a energia de volta para a passada.

Isso é mais acuradamente descrito como sistema de elasticidade músculo-tendão – inclui tendões e ligamentos, como uma mola absorvedora de choque e as partes ligadas a ela. O sistema inteiro guarda e libera energia.

No mundo da ciência do exercício isso também é chamado de ciclo de alongamento-encurtamento. Quando o sistema músculo-tendão é usado efetivamente, o custo energético de correr pode ser reduzido em 50%. Em resumo, você usará menos energia e terá um desempenho melhor quando não exagerar sua passada.

extensão da passada
Distância entre seu último apoio e a nova pisada.

fase de voo
Ocorre quando ambos os pés estão fora do chão durante a corrida. Na terminologia tradicional, também é chamada de fase de recuperação.

força de reação do solo (FRS)

A força de reação do solo acontece quando seu pé faz contato com o chão. O impacto do pé faz o chão empurrar de volta com força igual. Isso é um exemplo da Terceira Lei de Newton: para cada ação há uma reação igual e oposta. A FRS não o move para a frente – é apenas uma reação. A comunidade científica entrou em acordo nessa questão.

gravidade

A gravidade afeta todo corpo e todo objeto no planeta da mesma forma. Isso, por sua vez, afeta a forma como você se move e corre. Há apenas uma maneira ideal de correr: aproveitando o presente da gravidade. Para tirar vantagem da gravidade, você move seus quadris para a frente, passando seu pé de apoio, deixando seu corpo pegar o vento da gravidade, que o impulsiona para a frente.

magnitude da puxada

É a altura a que você leva a perna da puxada em direção às nádegas na sua passada de corrida. Isso está relacionado com a velocidade com que se corre. Quanto mais rápido você corre, maior sua magnitude de puxada (calcanhar perto das nádegas); quanto mais devagar, menor sua magnitude (calcanhar mais longe das nádegas). Numa corrida leve, seu calcanhar não deve ir sequer acima do joelho.

passada

Tempo entre o contato de um pé com o chão e o contato subsequente do mesmo pé.

passada exagerada

Uma passada exagerada clássica é quando seu pé pisa à frente de seu corpo, em vez de abaixo dos quadris.

passo

Tempo entre o contato de um pé com o chão e o contato do próximo pé.

perna livre

A perna que fica no ar e se move passando pela perna de apoio na fase de voo, então aterrissa e se torna a nova perna de apoio.

peso do corpo

A manifestação da força gravitacional que puxa qualquer massa em direção ao chão. O peso do corpo está diretamente relacionado ao apoio. Você determina como está aplicando o peso do seu corpo através de onde sente a maior pressão. Por exemplo, se você sente mais pressão sobre a frente do pé, então é ali que está aplicando o peso do seu corpo. Se sente mais pressão nos calcanhares, então você está aplicando o peso do seu corpo nos calcanhares.

pisar (contato e apoio)

Na pose, você deseja pisar com a parte da frente do pé sob os quadris. Você quer que o contato seja rápido e silencioso. Quer evitar pisar com o calcanhar primeiro e com o pé bem à frente dos quadris. Isso não significa que o calcanhar não deva tocar o chão. Você quer que o calcanhar toque o chão com um leve beijo. O principal a lembrar sobre pisar é que a maior parte do peso do seu corpo deveria estar na frente do pé.

pose *core*

Em seu centro de gravidade está o seu *core*, ou seu centro de poder, também chamado de pilar de força, ou seu centro de energia. O *core* hoje tem tantos nomes que pode ser algo confuso. É mais do que apenas os seus músculos abdominais. São os músculos abdominais, das costas e dos glúteos; seus quadris, sua lombar, os ossos do ombro e sua coluna. A pose *core* é um pouco diferente do *core* tradicional porque se relaciona à corrida, então inclui toda a sua coluna.

Para correr, se você desenhasse uma caixa em volta do corpo, ela começaria pouco abaixo das suas nádegas e iria até seus ombros. Sua cabeça flutua naturalmente em cima disso. A força e o movimento de correr serão transferidos mais eficientemente numa linha reta através de um corpo alinhado. Quando se tem elos frágeis que saem do alinhamento por causa de músculos frágeis ou problemas de mobilidade ou estabilidade em suas articulações, não é possível correr de forma eficiente.

posição de elasticidade

A posição de elasticidade é uma posição de prontidão para o movimento. Você está apoiado com a parte da frente dos pés e no alinhamento apropriado da pose. (Para uma descrição mais detalhada, veja a página 29.) Você deve se familiarizar com esta posição antes de começar a se exercitar ou fazer qualquer uma das lições.

restrição geométrica

É o mecanismo protetor natural do corpo que reduz a velocidade do movimento conforme as articulações chegam perto da extensão total. O corpo faz isso para evitar lesões (como a hiperextensão). Se você observar as imagens de grandes corredores, eles nunca estendem suas pernas durante a corrida. Isso só os desaceleraria e aumentaria o risco de lesão.

torque

O efeito rotacional de uma força ou de um objeto. No caso de um corredor, o empurrar da gravidade para baixo é a força, enquanto o centro de massa do corredor se rotaciona para a frente na perna de apoio a fim de mover o corredor adiante.

ÍNDICE DE EXERCÍCIOS

Salto para a frente a partir da base, p. 117

Percepção do peso do corpo 1, p. 88

Percepção do peso do corpo 2, p. 89

Percepção do peso do corpo na pose de corrida, p. 94

Mudança de apoio, p. 106

Mudança de apoio com movimento para a frente, p. 122

Cair para a frente e fazer a transição para a corrida, p. 129

Bater no pé e fazer a transição para a corrida, p. 133

Lunge frontal com movimento para a frente, p. 134

Sustentar a pose, p. 95

Queda na parede a partir da pose de corrida, p. 102

Queda na parede na posição de elasticidade, p. 101

Madeira 1, p. 103

Madeira 2, p. 128

Visualização, p. 137

Queda na parede 2 – caindo da cintura para baixo, p. 127

Queda na parede em posição de pose – caindo da cintura para baixo, p. 128

ÍNDICE REMISSIVO

Os números de páginas em *itálico* se referem a ilustrações.

agachamento de lado:
  tocando o chão, 59, *59*
  tocando o pé, 59, *59*
agachamento de um lado para o outro com
    braço para fora, 58, *58*
agachamento do peso corporal, 75, *75*
  com os calcanhares levantados, 165, *165*
alongamento, 50
alongamento da mão com extensão do pulso,
    52, *52*
  cotovelos para dentro, 52, *52*
alongamento de mão e braço com pulso
    estendido para fora, 53, *53*
ângulo de queda, 125-126, *125*, *126*, 210
apoio, 109
areia, correr na, 179-180
Aristóteles, 21
artes marciais, 23
ativação muscular, 98, *98*
avaliação do exército dos Estados Unidos, 202
avaliação pós-sessão, 39-41

balé, 23
biomecânica, 83, 84
Bolt, Usain, 11, 23, 125, 126
braços, 120-121, *121*, 122
Brumel, Valery, 190
Brungardt, Kurt, 35-36

cadência, 142, 210
  na corrida na esteira, 177
calçados, 27, 83
calçados de corrida, 22, 25, 26, 42-45, 79, 83
  controle do movimento, 42, 43
  estilo de calçado, 26
  história dos, 46, *46*
  lesões e, 43

  ortopedia e, 45
  plano, minimalista, 14, 26, 43-44, *44*, 115
caminhada, 83, 211, 212
canelite, 185
centro de gravidade, 210
Chen, Christine, 27
ciclo de estiramento-encurtamento, 115
cintura, inclinar-se na, 182
circuito de corrida, 142, 147, 160, 161-176
  calendário de nove semanas para, 167-168
  correções no, 169, 174
    exercícios, 174-175, *174*, 176
    pisada, 169-171
    puxada, 172-173
    queda, 171-172
  design do, 166
  exercícios no, 166, 170, 171, 173
  rotina de força no, 161-163, 164, 165, *165*
conexão corpo-mente, 33-35
consciência, 28-29, 30-31
contato inicial, 149, *149*
Cooper, Kenneth, 194
correção de erros, 169-174
  pisada, 169-170
  puxada, 172-173
  queda, 171-172
corredores quenianos, 25
correr descalço, 25, 26, 44, 79, 83, 115, 170-171
  na esteira, 177
correr morro abaixo, 180-181
correr morro acima, 180
correr na trilha, 178-179
corrida, 211
  análise de seis pontos da, 206-207, *206*,
    207
  como evento atlético, 14-15
  como habilidade, 14
  elementos invariáveis da, 91; *ver também*
    queda; puxada, pose de corrida

em diferentes superfícies, 177-181
  areia, 179-180
  esteira, 177
  morro abaixo, 180-181
  morro acima, 180
  trilhas, 178-179
  forma do corpo e, 13-14
  história do autor com, 19-27
  padrão universal para, 91
  regras da boa técnica na, 200-201
  sem calçado, 25, 26, 44, 79, 83, 116, 170
  na esteira, 177
corrida de velocidade, 70
  ângulo de queda e, 125, 126
corridas de 5 quilômetros, 194, 196, 202
corridas de 10 quilômetros, 194, 196, 199, 202
corridas de 400 metros, 202
corridas, treino para, 193-198
  5 quilômetros, 194, 196
  10 quilômetros, 194, 196
  avaliação de tempo do exército dos Estados
    Unidos, 202
  dias de distância no, 194
  dias de intervalo no, 194, 199
  maratona, 194, 196, 197
  meia maratona, 194, 196, 197
  mensuráveis no, 193
  tabela pronta para corrida para, 195-198
  trabalho de velocidade em, 194, 199
Costill, David, 190
curva em formato de S, 116, *116*, 122, 137, 211

dados dos sentidos, 28-29, 30, 31
  consciência dos, 28-29, 30-31
desafios, superando, 148-160
descanso, na rotina de treino, 191
diário, 33-41, 79, 81, 169, 193, 195, 199
  conexão corpo-mente e, 33, 34
  objetivos no, 37
  pensamentos e sentimentos no, 41
  perfil pessoal no, 35-36, 43
  preparação da atenção no, 38, 88
  reavaliação no, 40
  revisão pós-sessão no, 39-40
dias de distância, 194
dias de intervalo, 194, 199
dor da banda iliotibial, 184
dor e lesões, 24, 25, 31, 34, 182-186, 193
  calçados e, 43
  canelite, 185
  ciclo de, 182

dor, 142
dor boa e dor ruim, 31
dor da banda iliotibial, 184
dor na lombar, 185
dor no joelho, 183-184
  extensão das articulações e, 137
  fascite plantar, 184
  fase aguda, 182
  pisada com calcanhar e, 88
  quadrante de, 183
  rotina de força e, 70
  tendinite do tendão de Aquiles, 186
dor na lombar, 185
dor nas costas, 185
dor no joelho, 183-184
Dyachkov, Vladimir, 190
Dyson, Geoffrey, 23-24, 109

elasticidade músculo-tendão, 115, 142, 211
empurrar o chão, 98, *98*, 105, 109, *109*, 110,
    114, 125, 132
equilíbrio, 21, 31, 120, 121, 122
erguer os quadris com o rosto para baixo, 73, *73*
  com uma perna estendida, 162, *162*
erguer os quadris com o rosto para cima, 72, *72*
  com uma perna estendida, 161, *161*
Erro da Posição K, 152, *152*, 154
  corrigindo, 156, *156*
erros, 160
  comuns, 143, 201
  correção, 154-160
  Posição K, 152, *152*, 154
    corrigindo, 156, *156*
esteiras, 177
estender e agarrar, 55, *55*
estrutura em arco, 83
exercício da madeira, 103, *103*
  2 - caindo da cintura para baixo, 127, *127*
exercício de bater no pé de transição para
    corrida, 133-134, *133*
exercício de *lunge* frontal com movimento
    para a frente, 134-135, *134*
exercício de mudança de apoio com
    movimento para a frente, 122-123, *122*
exercício de passada corpo-mente, 111-112,
    137
  lista de checagem de técnica, 138
exercício de queda na parede, 101, 101
  2 - caindo da cintura para baixo, 127, *127*
  na posição da pose 2 - caindo da cintura
    para baixo, 128, *128*

posição de elasticidade, 101, *101*
exercício do umbigo, 174, *174*
exercícios, 147
  análise de vídeo e, 148
  bater no pé com transição para corrida, 133-134, *133*
  cair para a frente com transição para corrida, 129-130, *129*
  circuito de corrida, 166, 169, 170, 173
    corrigindo erros, 174-176, *174, 175, 176*
  lesões e, 186
  lunge frontal com movimento para a frente, 134-135, *134*
  madeira, 103, *103*
    2 - caindo da cintura para baixo, 128, *128*
  mãos entrelaçadas atrás do corpo, 176, *176*
  mãos entrelaçadas na frente do corpo, 176, *176*
  mudança de apoio com movimento para a frente, 122-123, *122*
  palma da mão na lombar, 175, *175*
  passada corpo-mente, 111-112, 137
    lista de checagem da técnica, 138-139
  percepção do peso do corpo, 88, *88*, 89, *89*
  ponto ideal e, 170
  pose de corrida, 94-95, *94, 95*, 122-123, *122*
  puxada, 107, *107*, 112, 133-135, *133, 134*, 173
  queda, 101-103, *101, 102, 103*, 127-130, *127, 128, 129*, 171
  queda na parede, 101, *101*
    2 - caindo da cintura para baixo, 127, *127*
    na pose de corrida - caindo da cintura para baixo, 128, *128*
    posição de elasticidade, 101, *101*
  queda na parede na posição de elasticidade, 101, *101*
  salto da base com movimento para a frente, 117-118, *117*
  umbigo, 174
  visualização, 137, 174
  veja também treinos
exercícios de mobilidade (preparação para o movimento), 50-69, 79, 199
  agachamento de lado tocando o chão, 59, *59*
  agachamento de lado tocando o dedo do pé, 59, *59*
  agachamento de um lado para o outro com um braço para fora, 58, *58*
  alcançar e agarrar, 55, *55*
  alongamento da mão com extensão do pulso, 52, *52*
    cotovelos para dentro, 52, *52*

  alongamento de mão e braço com extensão do pulso para fora, 53, *53*
  em programas de treinamento, 195, *195*
  homem-aranha, 58, *58*
  inclinação para a frente com as mãos unidas, 64, *64*
  inclinação para a frente tocando o tornozelo, 65, *65*
  lunge frontal profundo, 57, *57*
  mobilidade do pulso: posição de oração, 53, *53*
  mobilidade do quadríceps com uma perna, 56, *56*
    tocando o chão, 57, *57*
  orientações para, 51
  postura de oração reversa, 56, *56*
  rotação dos pulsos entrelaçados, 54, *54*
  salto no lugar, 66, *66*
  saltos de um lado para o outro, 68, *68*
  salto tocando o calcanhar, 67, *67*
  tocar a escápula, 54, *54*
  tocar o chão: dedos e calcanhar alinhados, 60, *60*
  tocar o chão: pés para fora, 64, *64*
    tornozelos cruzados, 65, *65*
  tocar o chão: supinação dupla, 63, *63*
    dedos para cima, 61, *61*
  tocar o chão: tornozelos cruzados, 62, *62*
    supinação dupla, 62, *62*
  tocar o chão: um pé para a frente com dedos para cima, 61, *61*
  tocar o chão: um pé para a frente com supinação, 63, *63*
  tocar o chão: um pé para trás, 60, *60*
  toque duplo nas escápulas, mão e ombro, 55, *55*
extensão das articulações, 116, *116*, 137
extensão do joelho, 98

fadiga, 32, 34
fascite plantar, 184
fase de voo, 149, *149*, 171, 211
  corrigindo lançamento lento para, 159, *159*
fases (*frames*), 91
  e anatomia da passada, 109-110, *109*
  exercício da passada corpo-mente e, 111-112
  integrando, 109-111, *111*, 112, 137-141, 173
    exercício de visualização, 138-139
    lista de checagem da técnica, 138-139
  treinos para, 112-113, 139-141

voo, 149, *149*, 171, 211
   corrigindo lançamento lento para, 159, *159*
   ver também queda; puxada; pose de corrida
filmando a si mesmo, 47-49, 79, 143, 147, 195
   analisando vídeos, 49, 148-154, 160, 169,
       195, 199
      pose de corrida, 150-151
      puxada, 152-153
      queda, 151-152
   calendário para, 49
   parte de cima do corpo, 154-155
   procedimento básico para, 47-49, *48*
Fisher, Jennifer, 26
fisiologia do exercício, 147
Fletcher, Graham, 22
flexibilidade, 50
flexibilidade *veja também* exercícios de
      mobilidade
força de reação do solo (FRS), 114, 115, 116, 212
frames (fases), 91
   e anatomia da passada, 109-110, *109*
   integrando, 109-111, *111*, 112, 137, 141, 173
      exercício de visualização, 137, 174
      lista de checagem da técnica, 138
      passada corpo-mente e, 111-112
      treinos para, 112-113, 139-141
   voo, 149, *149*, 172, 211
      corrigindo lançamento lento, 159, *159*
      veja também queda; puxada; pose de corrida

Gebrselassie, Haile, 12, 23
glossário, 210-214
Graham Brown, Thomas, 22
gravidade, 22, 70, 97, 98-99, 210
   ângulo de queda e, 126
   centro de, 210
gregos, 21, 127

Hmeleva, Yana, 24
homem-aranha, 58, *58*

impulso, 98, 109, 114
   joelho, 109, 110, 125
impulso com a coxa, 98
impulso com a perna, 98
impulso com o joelho, *109*, 110, 125
impulso propulsivo, 98
inclinação para a frente:
   mãos entrelaçadas para cima, 64, *64*

tocando o tornozelo, 65, *65*
índios tarahumara, 25
intensidade, na rotina de treino, 191

joelho, 137
jogging, 70
   ângulo de queda e, 125, 126
Johnson, Michael, 11-12, 127
   caratê, 23

Lananna, Vin, 25
Leonardo da Vinci, 21-22
lesões e dor, 24, 25, 31, 34, 182-186, 195
   calçados e, 43
   canelite, 185
   ciclo de, 182
   dor, 142
   dor boa e dor ruim, 31
   dor da banda iliotibial, 184
   dor na lombar, 185
   dor no joelho, 183-184
   extensão das articulações e, 137
   fascite plantar, 184
   fase aguda, 182
   pisada com o calcanhar e, 88
   quadrante de, 183
   rotina de força e, 70
   tendinite do tendão de Aquiles, 186
Lieberman, Dan, 25
lições:
   introdução às, 79-82
   planejamento das, 79
   ver também lições específicas
lunge frontal profundo, 57, *57*
luta, 23

Macaco Grande, Macaco Pequeno, 189-92
macacos, 189-92
magnitude da puxada, 212
mãos entrelaçadas atrás do corpo, 176, *176*
mãos entrelaçadas na frente do corpo, 176, *176*
maratonas, 194, 196, 198, 199, 202
McDougall, Christopher, 11
mecânica do atletismo, A (Dyson), 23-24
meia maratona, 194, 196, 198, 202
meias de corrida, 44
mensuráveis, 193
mente, 39-40
mente consciente, 34-35

mente consciente e subconsciente, 34-35
mente subconsciente, 34-35
Método Pose, 11-13, 15, 22-26
    braços e, 120-121
mobilidade do pulso: posição de oração, 53, *53*
mobilidade do quadríceps com uma perna,
        56, *56*
    tocando o chão, 57, *57*

Nascido para correr (McDougall), 11, 25, 36
Newton, Isaac, 21, 22
    Terceira Lei de, 114, 117, 152
New York Times, 26

objetivos, 37, 193, 199
ombro, 120
    tocar a escápula, 54, *54*
ortopedia, 45
oxigênio, 190

paciência, 142
palma da mão na lombar, 175, *175*
parte de cima do corpo, 154
    corrigindo torso instável, 160, *160*
passada, 212
    anatomia da, 109-110, *109*, 203-5, *203-5*
    exagerada, 182, 212
    exercício da passada corpo-mente, 111-112,
        137
        lista de checagem da técnica, 138-39
    extensão da, 142, 211
passadas:
    calcanhar, 14, 26, 28, 36, 38, 83, 84, 85, *85*,
        87, 88, 109, *109*, 110, 114-115, *115*, 116,
        139, *139*, 171
    comparação de, 139, *139*
    frente do pé, 14, 28, 36, 38, 83, 85-88, *85*,
        86, *87*, *109*, 110, 115-116, *115*, 139, *139*,
        172, 173
    meio do pé, 85-86, *86*, *109*, 110, 139, *139*
    ponto ideal, 169
    queda e, 115-116, 172, 173
    tendão de Aquiles e, 114, 115
passo, 212
pé, 83-90
    arco do, 83
    exercícios para, 90
    ossos do, 83, 84, *84*
    percepção do peso do corpo e, 88-90, *89*

pensamentos, escrever no diário, 41
percepção, 28-32, 169
    da pose de corrida, 138
    da puxada, 139
    da queda, 138-39
    do peso do corpo, 88-90, *89*
    no exercício da pose de corrida, 94, *94*
percepção do peso do corpo, 88-90, *89*
    na pose de corrida, 94, *94*
perfil pessoal, 35-36, 43
períodos de transição, 192
perna livre, 212
peso corporal, 213
pisada, *143*, 171, 213
    análise de vídeo da, 150
    centro de massa e, 142
    corrigindo erros, 169-71
    dor e lesões e, 182
    ponto ideal na, 117, 169
    silenciosa, 142
pisada com o calcanhar, 14, 26, 28, 36, 38, 83,
        84, 85, *85*, 87, 88, *109*, 110, 114-115, *115*,
        116, 172
pisada com o meio do pé, 85-86, *86*, 109, 110,
        139, *139*
pisada frontal, 14, 28, 36, 38, 83, 85-88, *85*, *86*, *87*,
        109, 110, 115-116, *115*, 139, *139*, 172, 173
    ponto ideal e, 170
    queda e, 115, 116, 172, 173
    tendão de Aquiles e, 114, 115
Platão, 21, 22
pose, 20, 21, 22, 23, 91-92, *92*, 96, 109, *109*, 110,
        111, 120, 124, 149, *149*, 172
    acertando perfeitamente sempre, 122
    alinhamento, 155
    alinhamento da posição, 210
    análise de vídeo da, 150-151
    braços e, 122
    centro, 213
    e integrando fases, 111, *111*, 137
    entrando na, 93, *93*
    estabilidade, 155, *155*
    exercício de cair na parede, 101, *101*
    exercício de mudança de apoio com
        movimento para a frente, 122-123, *122*
    exercício de sustentar a, 95, *95*
    exercícios para, 94-95, *94*, *95*, 122-123, *122*
    joelho na, 137
    no exercício da passada corpo-mente, 111
    percepção da, 137
    percepção do peso do corpo na, 94, *94*
    puxada e, 105

treinos para, 96, 123-124

pose de corrida, 20, 21, 22, 23, 24, 91-96, *92*, 109, *109*, 110, *111*, 120-124, 149, *149*, 172
  acertando perfeitamente sempre, 122
  alinhamento, 155
  alinhamento na posição da pose, 210
  análise de vídeo da, 150-151
  braços e, 122
  centro da pose, 213
  e integração das fases, 111, *111*, 137
  entrando na, 93, *93*
  estabilidade, 155
  exercício de mudança de apoio com movimento para a frente, 122-123, *122*
  exercício de queda na parede, 101, *101*
  exercício de sustentar a pose, 95, *95*
  exercícios para, 94-95, *94*, *95*, 122-123
  joelho na, 137
  no exerício da passada corpo-mente, 111
  percepção da, 137
  percepção do peso do corpo na, 94
  puxada e, 105
  treinos para, 96, 123-24

posição da oração reversa, 56, *56*

posição de elasticidade, 29-30, *29*, 31, 39, 213
  exercício de cair na parede, 101, *101*

preparação da atenção, 38, 88

prioridades, estabelecendo, 173

programas de treinamento, 193-98
  dias de distância nos, 193-98
  dias de intervalo nos, 194, 199
  mensuráveis nos, 193
  para corridas de 5 quilômetros, 194-96
  para corridas de 10 quilômetros, 194-96
  para maratonas, 194, 196, 198
  para meia maratona, 194-96, 198
  tabela pronta para corrida para, 195-98
  trabalho de velocidade nos, 194, 199

pronação, 86

propriocepção, 30

puxada, 20, 21, 22, 23, 24, 91, 105-8, *105*, *106*, 109, *109*, 110, 132-36, 149, 173
  análise de vídeo da, 152-53
  corrigindo, 172-73
  e integrar as fases, 111, *111*, 137
  exercício de bater no pé e transição para corrida, 133-134, *133*
  exercício de *lunge* frontal com movimento para a frente, 134-35, *134*
  exercício de mudança de apoio, 107, *107*
  exercício para, 107, *107*, 112, 133-35, *133*, *134*, 173

no exercício da passada corpo-mente, 112
  percepção da, 139
  tardia, 172
    corrigindo, 157-59, *157*, *158*
  técnica para, 106, *106*
  treinos para, 108, 135-36

queda, 20, 21, 22, 23, 24, 91-104, *97*, 109, *109*, 110, 111, 120, 125, 131, 149, *149*
  análise de vídeo da, 151-52
  ângulo de, 125-26, *125*, *126*, 210
  a partir dos quadris, 126-27, 142
  correções, 171-72
  corrigindo a inclinação da cintura, 156, *156*
  corrigindo a posição K, 156, *156*
  e integrar as fases, 111, *111*, 137
  exercício da madeira 1, 103, *103*
  exercício da madeira 2 - caindo da cintura para baixo, 128, *128*
  exercício de cair na parede a partir da posição de elasticidade, 101, *101*
  exercício de cair para a frente com transição para corrida, 129-30, *129*
  exercício de queda na parede, 101, *101*
  exercício de queda na parede 2 - caindo da cintura para baixo, 127, *127*
  exercício de queda na parede na posição de pose - caindo da cintura para baixo, 128, *128*
  exercícios para, 101-03, *101*, *102*, *103*, 127-130, *127*, *128*, *129*, 171
  gravidade e, 97
  no exercício da passada corpo-mente, 112
  percepção da, 138
  pisada frontal e, 115-16, 172, 173
  puxada e, 105
  queda livre, 99-100, *100*
  técnica para, 99-100
  treinos para, 104, 130-31

reavaliação, 40

recuperação, 109

restrição geométrica, 137, 214

rotação de pulsos entrelaçados, 53, *53*

rotinas de força, 70-75, 79, 80, 199
  agachamento do peso do corpo, 75, *75*
  com calcanhares levantados, 165, *165*
  avançadas, 161-65, *162*, *163*, *164*, *165*
  dicas para, 71

em programas de treinamento, 195
erguer os quadris com o rosto para baixo,
73, *73*
   com a perna estendida, 163, *163* ·
erguer os quadris com o rosto para cima,
72, *72*
   com uma perna estendida, 162, *162*
erguer os quadris de lado, 74, *74*
   com uma perna estendida, 164, *164*
rotinas de treino, 189-92
   períodos de transição nas, 192
   ver também programas de treinamento
   volume, intensidade, variedade e descanso
   nas, 191
   ver também programas de treinamento
Running Times, 12

salto da base:
   com movimento para a frente, 117-18, *117*
   no lugar, 66, *66*
   saltos de um lado para o outro, 68, *68*
   salto tocando o calcanhar, 67, *67*
sensações, 28, 31
superando desafios, 148-60
supinação, 86

tendão de Aquiles, 114-19
   exercício para, 118-19
   força de reação do solo e, 114, 115, 116
   pisada frontal e, 114, 115
   principal função do, 114
   salto da base com movimento para a frente,
   117-18, *117*
tendinite do tendão de Aquiles, 186
tênis de corrida, 22, 25, 26, 42-45, 79, 83
   chato, minimalista, 14, 26, 43-44, *44*, 116
   controle do movimento, 42, 43
   estilo descalço, 26
   história do, 46, *46*
   lesões e, 43
   ortopedia e, 45
tocar as duas escápulas, mão e ombros, 55, *55*
tocar o chão:
   dedos do pé alinhados com o calcanhar,
   60, *60*
   pés para fora, 64, *64*
      tornozelos cruzados, 65, *65*
   supinação com um pé para a frente, 63, *63*
   supinação dupla, 63, *63*
      dedos para cima, 61, *61*

tornozelos cruzados, 62, *62*
   supinação dupla, 62, *62*
   um pé para a frente e dedos para cima,
   61, *61*
   um pé para trás, 60, *60*
torque, 214
torque gravitacional, 97, *97*
treinamento de alta quilometragem, 193-98
   dias de distância no, 194
   dias de intervalo no, 194, 199
   mensuráveis no, 193
   para corridas de 5 km, 194, 196
   para corridas de 10 km, 194, 196
   para maratonas, 194, 196, 198
   para meia maratona, 194, 196, 198
   tabela pronta para corrida para, 195-98
   trabalho de velocidade no, 194, 199
treinando a si mesmo, 148-60
treinos, 193
   frames, 112-13, 139-41
   lesões e, 186
   no circuito de corrida, 166
   pé, 90
   pose de corrida, 96, 123-24
   puxada, 108, 135-36
   queda, 104, 130-31
   tendão de Aquiles, 118-19
   ver também exercícios; rotinas de força

Universidade Pedagógica, 19-20, 23
Universidade Penn State, 98-99

variedade, na rotina de treino, 191
velocidade, trabalho de, 194, 199
vídeos, 47-49, 79, 143, 147, 195, 199
   calendário para filmar, 49
   parte de cima do corpo, 154
   pose de corrida, 150-51
   procedimento básico para filmar, 47-49, *48*
   puxada, 152-53
   queda, 151-52
visualização, exercício de, 137, 174
VO_2 máximo, 190
volume, na rotina de treino, 191

Wiltshire, Rodney, 84

Zäck, Jürgen, 26